U0325073

临床医学影像
诊断与应用

主编　贾守勤　于利智　李玉民　黄　亮

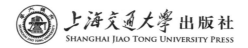

上海交通大学出版社
SHANGHAI JIAO TONG UNIVERSITY PRESS

内容提要

　　本书主要介绍了部分临床常见疾病的常用检查方法与诊断技术，重点剖析了它们的医学影像学表现特征，并结合了相应图片以加深读者的理解与记忆。本书适合广大临床工作者和医学院校学生阅读。

图书在版编目（CIP）数据

　　临床医学影像诊断与应用 / 贾守勤等主编. --上海 ：
上海交通大学出版社，2023.12
　　ISBN 978-7-313-29354-1

　　Ⅰ．①临… Ⅱ．①贾… Ⅲ．①影像诊断 Ⅳ.
①R445

　　中国国家版本馆CIP数据核字（2023）第169940号

临床医学影像诊断与应用
LINCHUANG YIXUE YINGXIANG ZHENDUAN YU YINGYONG

主　　编：贾守勤　于利智　李玉民　黄　亮
出版发行：上海交通大学出版社
邮政编码：200030
印　　制：广东虎彩云印刷有限公司
开　　本：710mm×1000mm　1/16
字　　数：200千字
版　　次：2023年12月第1版
书　　号：ISBN 978-7-313-29354-1
定　　价：198.00元

地　　址：上海市番禺路951号
电　　话：021-64071208

经　　销：全国新华书店
印　　张：11.5
插　　页：2
印　　次：2023年12月第1次印刷

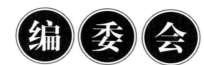

编委会

主　编

贾守勤（山东省公共卫生临床中心）

于利智（山东省泰安市立医院）

李玉民（山东省东营市河口区第二人民医院）

黄　亮（山东省济宁肿瘤医院）

副主编

时　倩（山东第一医科大学第二附属医院）

赵云景（山东省寄生虫病防治研究所/

　　　　山东第一医科大学附属消化病医院）

刘红英（山东省济宁市任城区南张街道社区卫生服务中心）

张西伟（中国人民解放军第八十集团军医院）

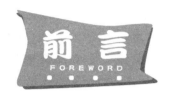

前言
FOREWORD

医学影像学是研究如何更好地借助于某种介质(如X线、电磁场、超声波等)与人体相互作用,把人体内部组织器官结构、密度以影像方式表现出来,以供医师根据影像提供的信息进行判断,从而对人体健康状况进行评价的一门科学。现今,医学影像学已由传统的形态学检查发展成为组织、器官代谢和功能诊断手段,医学影像学技术已经由既往"辅助检查手段"转变为现代医学中最重要的临床诊断和鉴别诊断方法,它把原有的诊断提高到前所未有的水平,使多种疾病的诊断更准确、及时。

随着科学技术的飞速发展,高新尖的医学检查设备日新月异,医学影像学的检查方法和范围也在不断扩大。正确应用医学影像学手段,可以扩大医师的视野,使医师能够在更大的范围和更深的层次上获得关于疾病过程的精细资料,减少了临床思维的猜测性和主观随意性,使对疾病的认识和诊断趋于客观化和精确化。但如对影像检查的使用范围和各种检查灵敏度缺乏认识,将导致检查方法的滥用,这不仅会给患者带来不必要的损伤、痛苦和经济负担,而且还会把诊断引入歧途,造成误诊、漏诊等情况的发生。为了更好地为临床制订治疗方案提供客观依据,我们在繁忙的工作之余,广泛收集国内外资料文献,认真总结自身经验,编写了本书。

本书在编撰过程中,坚持学术性与实用性相结合,基础性与创新性相结合,力求全面、系统、准确地阐述现代影像学临床的基本理论、知识和技能,实现科学性和实践性的有机统一。书中以各种常见疾病为主要骨架,介绍了不同疾病的常用检查方法与诊断技术,重点剖析了医学影像学的表现特征,涵盖内容较为全面,条理清晰,重点突出。书中还插入了大量附图,可以让读者对不同疾病影像的特点加深理解,既方便读者对学习和工作中遇到的问题进行查询,又有利于其对影像学进行系统强化学习以提高自己的能力,适合广大临床工作者和医学院校学生阅读。

本书编者大多来自临床一线,书稿编纂经验有限,再加上编写时间仓促,书中可能存在某些粗疏或偏颇之处。在此恳请广大读者对本书内容提出批评指正,以便再版时作出改进。

《临床医学影像诊断与应用》编委会
2023 年 1 月

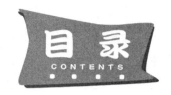

第一章

医学影像成像理论

第一节 X线成像理论

一、X线成像原理

(一)X线影像信息的传递

1.摄影的基本概念

(1)摄影:将光或其他能量携带的被照体的信息状态以二维形式加以记录,并可表现为可见光学影像的技术。

(2)影像:反映被照体信息的不同灰度(或光学密度)及色彩的二维分布形式。

(3)信息信号:由载体表现出来的单位信息量。

(4)成像过程:光或能量→信息→检测→图像形成。

(5)成像系统:将载体表现出来的信息信号加以配置,就形成了表现信息的影像,此配置称为成像系统。也就是从成像能源到图像形成的设备配置。

2.X线影像信息的形成与传递

(1)X线影像信息的形成:由X线管焦点辐射出的X线穿过被照体时,受到被检体各组织的吸收和散射而衰减,使透过后X线强度的分布呈现差异;到达屏-片系统(或影像增强管的输入屏),转换成可见光强度的分布差异,并传递给胶片,形成银颗粒的空间分布,再经显影处理成为二维光学密度分布,形成光密度X线照片影像。

(2)X线影像信息的传递:如果把被照体作为信息源,X线作为信息载体,那么X线诊断的过程就是一个信息传递与转换的过程。下面以增感屏-胶片体系

— 1 —

作为接受介质,说明此过程的 5 个阶段。

第一阶段:X 线对三维空间的被照体进行照射,形成载有被照体信息成分的强度不均匀分布。此阶段信息形成的质与量,取决于被照体因素(原子序数、密度、厚度)和射线因素(线质、线量、散射线)等。

第二阶段:将不均匀的 X 线强度分布,通过增感屏转换为二维的荧光强度分布,再传递给胶片形成银颗粒的分布(潜影形成);经显影加工处理成为二维光学密度的分布。此阶段的信息传递转换功能取决于荧光体特性、胶片特性及显影加工条件。此阶段是把不可见的 X 线信息影像转换成可见密度影像的中心环节。

第三阶段:借助观片灯,将密度分布转换成可见光的空间分布,然后投影到人的视网膜。此阶段信息的质量取决于观片灯的亮度、色温、视读观察环境。

第四阶段:通过视网膜上明暗相间的图案,形成视觉的影像。

第五阶段:最后通过识别、判断作出评价或诊断。此阶段的信息传递取决于医师的资历、知识、经验、记忆和鉴别能力。

(二)X 线照片影像的形成

X 线透过被照体时,由于被照体对 X 线的吸收、散射而减弱。含有人体密度信息的透过射线作用于屏/片系统,经过加工处理形成密度不等的 X 线照片。

X 线照片影像的五大要素:密度、对比度、锐利度、颗粒度及失真度,前四项为构成照片影像的物理因素,后者为构成照片影像的几何因素。

1.光学密度

(1)透光率:指照片上某处的透光程度。在数值上等于透过光线强度与入射光强度之比,用 T 表示:T=透过光线强度/入射光线强度=I/I_0。

T 值的定义域为:$0<T<1$,透光率表示的是照片透过光线占入射光线的百分数,T 值大小与照片黑化的程度呈相反关系。

(2)阻光率:指照片阻挡光线能力的大小。在数值上等于透光率的倒数,用 O 表示:$O=1/T=I_0/I$。O 的定义域为:$1<O<\infty$。

(3)光学密度:照片阻光率的对数值称作照片的光学密度值,用 D 表示:$D=\lg O=\lg(I_0/I)$。光学密度也称黑化度。密度值是一个对数值,无量纲。

2.影响 X 线照片密度值的因素

(1)照射量:在正确曝光下,照射量与密度成正比,但在曝光过度或不足时,相对应的密度变化小于照射量变化。这说明影像密度的大小不仅取决于照射量因素,还决定于 X 线胶片对其照射量的反应特性。

（2）管电压：管电压增加使 X 线硬度增强，使 X 线穿透物体到达胶片的量增多，即照片的密度值增加。由于作用于 X 线胶片的感光效应与管电压的 n 次方成正比，所以当胶片对其响应处于线性关系时，密度的变化则与管电压的 n 次方成正比例。管电压的变化为 40～150 kV 时，n 的变化从 4 降到 2。

（3）摄影距离：X 线强度的扩散遵循平方反比定律，所以作用在 X 线胶片上的感光效应与摄影距离（FFD）的平方成反比。

（4）增感屏：胶片系统在 X 线摄影时，增感屏与胶片组合使用，其相对感度提高，影像密度大。

（5）被照体厚度、密度：照片密度随被照体厚度、密度的增高而降低。肺脏不能单以厚度来决定其吸收程度，吸收程度不同，从而对照片密度的影响也不同。肺的吸气位与呼气位摄影要获得同一密度的影像，X 线量差 30%～40%。

（6）照片冲洗因素：X 线照片影像密度的变化，除上述因素之外，与照片的显影加工条件有密切关系，如显影液特性、显影温度、显影时间、自动洗片机的显影液、定影液的补充量等。

3. 照片影像的适当密度

符合诊断要求的照片应密度适当，对比鲜明且层次丰富。照片的密度值在 0.20～2.0 范围内最适宜人眼观察。

（三）X 线对比度

1. 概念

（1）X 线对比度的定义：X 线照射物体时，如果透过物体两部分的 X 线强度不同，就产生了 X 线对比度 K_X，也称射线对比度。

$$K_X = \frac{I}{I'} = \frac{I_0 \, e^{-\mu d}}{I_0 \, e^{-\mu' d'}} = e^{\mu' d' - \mu d}$$

其中：I_0 为入射线量，I、I' 为不同部位的透过 X 线强度，μ、μ' 为物体不同部位的吸收系数，d、d' 为物体不同部位的厚度。

（2）X 线对比度按指数规律变化：从表达式看 K_X 只与 $d'(\mu'-\mu)$ 有关系，但实际上围在 $\mu' d'$ 周围的 μd 起滤过板的作用，使 X 线质变硬；另外 μd 产生散射线，使对比度受到损失。

（3）影响 X 线对比度的因素：影响 X 线对比度的因素有 X 线吸收系数 μ、物体厚度 d、人体组织的原子序数 Z、人体组织的密度 ρ、X 线波长 λ。

（4）人体对 X 线的吸收：人体对 X 线的吸收按照骨、肌肉、脂肪、空气的顺序而变小，所以在这些组织之间产生 X 线对比度。而在消化道、泌尿系统、生殖系

统、血管等器

官内不产生 X 线对比度,无法摄出 X 线影像,但可以在这些器官内注入原子序数不同或者密度不同的物质(对比剂),即可形成 X 线对比度。

2.X 线对比度指数

在 $KX=e^{d\cdot(\mu'-\mu)}$ 表达式中的指数 $(\mu'-\mu)$,即吸收系数之差是形成 X 线对比度的原因,把 $(\mu'-\mu)$ 称为对比度指数。

对比度指数特点:管电压上升,对比度指数下降,软组织之间的对比度指数亦变小。软组织的对比度指数在 40 kV 时仅是 0.07,30 kV 时上升到 0.14。若管电压下降,指数上升很快。肺组织的对比度指数在管电压上升时下降很快,但在 60~80 kV 之间,对比度指数几乎不变化。

3.X 线对比度观察法

(1)透视法:通过荧光板,将波长为 $(0.1\sim0.6)\times10^{-8}$ cm 的 X 线转换成波长为 $(5\sim6)\times10^{-5}$ cm 的可见影像。

(2)摄影法:胶片接受 X 线照射形成潜影,通过显影处理而成为可见影像的方法。但胶片感光膜对 X 线的吸收很少,99% 的 X 线穿过胶片,因而需将 X 线通过荧光物质制成的增感屏转变为荧光,使胶片感光(医用 X 线摄影几乎都用这个方法)。

(四)X 线照片的光学对比度

1.概念

(1)定义:X 线照片上相邻组织影像的密度差称为光学对比度。照片对比度依存于被照体不同组织吸收所产生的 X 线对比度,以及胶片对 X 线对比度的放大结果。

X 线胶片由双面药膜构成,所以观察到的对比度是一面药膜对比度的 2 倍。

(2)照片上光学对比度(K)与 X 线对比度(KX)的关系:光学对比度是依存于被照体产生 X 线对比度 KX 的。利用胶片特性曲线可以得出:

$$K=D_2-D_1=\gamma\lg I_2/I_1=\gamma\lg KX=\gamma(\mu1\ d_1-\mu2\ d_2)\lg e$$

其中:γ 表示 X 线胶片特性曲线的斜率,$\mu1$、$\mu2$、d_1、d_2 分别表示被照体两部分的线性吸收系数和厚度。

2.影响照片对比度的因素

主要为胶片 γ 值、X 线质和线量,以及被照体本身的因素。

(1)胶片因素:胶片的反差系数(γ 值)直接影响着照片对比度,因 γ 值决定着对 X 线对比度的放大能力,故称其为胶片对比度。应用 γ 值不同的胶片摄影时,所得的照片影像对比度是不同的,用γ值大的胶片比用γ值小的胶片获得的照片对比度大。

此外,使用屏-片系统摄影,与无屏摄影相比,增感屏可提高照片对比度。同样,冲洗胶片的技术条件也直接影响着照片对比度。

(2)射线因素。

X线质(kV)的影响:照片对比度的形成,实质上是被照体对X线的吸收差异,而物质的吸收能力与波长(受管电压影响)的立方成正比。在高千伏摄影时,骨、肌肉、脂肪等组织间X线的吸收差异减小,所获得的照片对比度降低;在低千伏摄影时,不同组织间X线的吸收差异大,所获得的照片对比度高。

X线量(mAs)的影响:一般认为mAs对X线照片的对比度没有直接影响,但随着线量的增加,照片密度增高时,照片上低密度部分影像的对比度有明显好转。反之密度过高,把线量适当减少,也可使对比度增高。

灰雾对照片对比度的影响:由X线管放射出的原发射线,照射到人体及其他物体时,会产生许多方向不同的散射线,在照片上增加了无意义的密度,使照片的整体发生灰雾,造成对比度下降。

灰雾产生的原因:胶片本底灰雾;焦点外X线和被检体产生的散射线;显影处理。

(3)被照体本身的因素。

原子序数:在诊断放射学中,被照体对X线的吸收主要是光电吸收。特别是使用低kV时,光电吸收随物质原子序数的增加而增加。人体骨骼由含高原子序数的钙、磷等元素组成,所以骨骼比肌肉、脂肪能吸收更多的X线,它们之间也就能有更高的对比度。

密度:组织密度愈大,X线吸收愈多。人体除骨骼外,其他组织密度大致相同。肺就其构成组织的密度来讲与其他脏器相似,但活体肺是个充气组织,空气对X线几乎没有吸收,因此肺具有很好的对比度。

厚度:在被照体密度、原子序数相同时,照片对比度为厚度所支配,如胸部的前、后肋骨阴影与肺部组织形成的对比度不一样,原因是后肋骨厚于前肋骨。另外,当组织出现气腔时相当于厚度减薄。

二、X线的几何投影

(一)X线管焦点成像性能

1.概念

(1)实际焦点:灯丝发射电子经聚焦后,在X线管阳极靶面上的撞击面积称为实际焦点。

（2）有效焦点及其标称值。

有效焦点：在成像面上各处实际焦点的投影称为 X 线管有效焦点。

有效焦点的尺寸：指实际焦点在 X 线中心线方向上的投影。理论上有效焦点为长方形，其大小为 $a \times b\sin\alpha$。

其中：a 为焦点的宽，b 为实际焦点的长，α 为靶面倾角。

有效焦点标称值：1982 年国际电工委员会（IEC）336 号出版物上阐述了用无量纲的数字如 2.0、1.0、0.6 等来表示有效焦点的大小，此数字称为有效焦点标称值，其值是指有效焦点或实际焦点的宽的尺寸。

（3）主焦点与副焦点：焦点聚焦槽与灯丝的位置对阴极电子流的流动、焦点的形成会产生重要作用。相对而言，从灯丝正面发射出的电子所形成的焦点称为主焦点，从灯丝侧方发射的电子所形成的焦点称为副焦点。主焦点与副焦点共同形成实际焦点。

（4）照射野的 X 线量分布：在一厚为 1.0 mm 的铅板上加工上几排平行的针孔，并将此铅板置于焦点和胶片正中。用适当的条件进行曝光，便可得到一张多个焦点针孔像的照片。从照片上可看到：在照片的长轴上，近阳极端有效焦点小，X 线量少；近阴极端有效焦点大，X 线量多，这一现象被称为焦点的方位特性。在照片的短轴上有效焦点的大小对称相等，X 线量分布也对称相等。

2.焦点的极限分辨率（R）、调制传递函数（MTF）及散焦值（B）

（1）焦点的 R。

定义：焦点的 R（LP/mm）是在规定测量条件下能够成像的最大空间频率值。

$$R_{像} = 1/2 \ d = 1/Z\theta$$

$$R_F = R_{像} \times (M-1) = (M-1)/Z\theta R_F b = (M-1)/Z_L\theta$$

$$R_F a = (M-1)/Z_w\theta$$

2 d 是 X 线管焦点的线扩散函数（LSF）的半值宽度，用星形测试卡测试时，2 d 是测得的模糊区的一对楔条对应的弧长；$R_{像}$、R_F 分别为焦点像面上、焦点面上的极限分辨率；$R_F a$、$R_F b$ 分别为焦点宽方向上与焦点长方向上的极限分辨率；Z_w、Z_L 分别为星卡照片上垂直于 X 线管长轴方向和平行于 X 线管长轴方向上的模糊区直径；M 为星形测试卡照片放大率。

测试方法：星形测试卡。

结果：①X 线管焦点小，其分辨率就大；反之，其分辨率就小。②焦点上的线量分布为单峰时,其分辨率就大;线量分布为多峰时,其分辨率就小。③R 值大的焦点成像性能比 R 值小的好。

（2）焦点的 MTF。

定义:MTF 是描述 X 线管焦点这个面光源在照片影像上产生半影模糊而使像质受损的函数。

域值范围:其最大值为 1,最小值为零,$0 \leqslant H(\omega) \leqslant 1$。

$H(\omega)=1$,表示影像的对比度与物体的对比度一致;$H(\omega)=0$,表示影像的对比度＝0,即影像消失。

测试方法:狭缝照相法。

结果:一般来说,在同一个空间频率值时,MTF 值大的焦点成像性能好,MTF 小的焦点成像性能差。焦点尺寸小,MTF 大,成像性能好。

（3）焦点的 B。

概念:是描述 X 线管焦点的极限分辨率随着负荷条件变化而相对变化的量。实验证明,有效焦点的尺寸是随着负荷条件变化而变化的,特别是在 X 线管的管电压较低时,其大小随着选用的管电流的大小不同而有较大变化。管电流增大,焦点的尺寸变大,焦点的极限分辨率下降。

测试设备:星形测试卡。

计算:$B=R_{50}/R_{100}$。

R_{50} 表示用规定的负载因素所测得的焦点的极限分辨率;R_{100} 表示用规定的负载因素所测得的焦点的极限分辨率,为 R_{50} 管电流的 2 倍。

一般焦点的散焦值 $B \geqslant 1$。当散焦值越接近 1 时,其成像性能受负荷影响越小。

3.几何学模糊

(1)焦点的尺寸:焦点尺寸在 X 线摄影中受投影学因素的支配而形成半影,即模糊阴影。焦点尺寸越大,半影越大,影像越模糊。

(2)半影又称模糊阴影,其大小可按下式计算:$H=F \times b/a$。

式中:F 代表焦点的尺寸,b 代表肢-片距,a 代表焦-肢距。

(3)减小半影办法:缩小焦点尺寸;使被照体尽量靠近胶片;增大焦-肢距。

(4)模糊阈值:当半影模糊 $H=0.2\ mm$ 的模糊值是一般人眼生理视觉的模糊阈值。

(5)焦点的允许放大率:因为 $H=F \times b/a=F \times (M-1)$,所以 $M=1+H/F=1+0.2/F$ 式中:M 为焦点的允许放大率;0.2 为人眼的模糊阈值;F 为焦点的尺寸。

(二)X 线束

1.概念

由 X 线管阳极靶面发出的 X 线可视为由无数微小面积组成,那么每个微小面积都发出一个光锥样 X 线束。显然,整个阳极靶面可视为由许多小光锥样 X 线束组成的一个大 X 线束。这一线束经过管壁玻璃、油层、管套窗口及滤过板的吸收,就成为 X 线摄影中具有一定穿透能力的 X 线束。

2.照射野

通过 X 线管窗口的 X 线束再经过遮线器的控制,入射于肢体的曝光面的大小称为照射野。

摄影时,应将 X 线照射野缩小到能包括肢体被检部位的最小范围。

3.中心线、斜射线

X 线束中心位置的那一条 X 线被称为中心线。中心线是投射方向的代表。一般情况下,中心线应通过被摄部位的中心,并与胶片垂直。

在 X 线束中,中心线以外的 X 线都称为斜射线。斜射线与中心线成角,离中心线越远,成角越大。

(三)焦点、被照体、胶片间投影关系

1.影像放大

在 X 线投影过程中,如果被照体的影像与实际物体具有同样的几何形态,只有几何尺寸变大时,称为影像放大;若同时又有形态上的改变,称为变形。影像放大与变形的程度,总称为失真度。

2.影像的变形

影像与实物不相似称为影像失真。照片影像的变形,是同一被照体的不同部位产生不等量放大的结果。一般地说,对影像大小的判断是比较容易的,可通过放大率的计算得出结论。然而,对影像形态的判断却比较困难,因为人体组织本身的形态就是各种各样,而且不断变化。即便是同一组织,也可因中心射线、该组织以及胶片三者位置的变化而显示出不同的形态。影像的变形可分为放大变形、位置变形、形状变形。

(1)放大变形:若物体与胶片不平行,则肢体各部位的放大率也不一致,近胶片侧放大率小,远离胶片侧放大率大,造成了影像失真。

(2)位置变形:由于体内二点离焦点的远近不同,使二点影像的放大率不同而引起影像失真。假设被照体有两个病灶 A 与 B，它们距离中心线距离相等，但 A 病灶距胶片比 B 病灶远。摄影结果是 A 病灶影像落到了 B 病灶影像的外侧，距中心线越远这种差别越大，这说明靠近中心线和靠近胶片的物体的位置变形最小。此外，当中心线改变时，也可造成位置变形。

（3）形状变形：被照组织不在焦点的正下方，而是处在焦点的斜下方，所以其影像与实际组织产生了差异，这种形状的变形叫歪斜失真。

如球形病灶在中心线垂直投影时，其影像是圆形。若是在倾斜中心线投影下成像，则为椭圆形。

X 线中心线投射方向和角度的改变，对被照体的变形有很大影响。在 X 线摄影学中，当确定某一摄影位置时，总要把中心线的投射方向和角度及入射点作为一个要领提出来，就是因为考虑了 X 线影像形成中的几何因素。一般地说，要求中心线通过摄影位置中的目的部位，并垂直于胶片，其目的是为防止该部位影像的变形。但是，在 X 线摄影中为了避开非检部位的影像重叠，利用中心线倾斜投影也是必要的。

（4）变形的控制：影像的放大与变形受 X 线投影过程中几何条件的控制，即取决于中心线（焦点）、被照体、胶片三者间位置的关系。所以，为防止影像的严重变形，应遵循以下几个原则：①被照体平行胶片时，放大变形最小；②被照体接近中心线并尽量靠近胶片时，影像的位置变形最小；③一般地说，中心线入射点应通过被检部位并垂直于胶片时，影像的形状变形最小。

3.放大率

（1）放大率的概念：在 X 线摄影中，X 线束是以焦点作为顶点的锥形放射线束，将被照体 G 置于焦点与胶片之间时，因为几何投影关系，一般被照体离开焦点一定的距离 a（焦-肢距），胶片离开肢体一定的距离 b（肢-片距）。所以，肢体在 X 线胶片上的影像 S 要比肢体 G 大，是被放大了的影像，S 与 G 之比即影像的放大率 M，而且胶片离肢体越远，影像放得越大。影像的放大率

$$M=S/G=(a+b)/a=1+b/a$$

焦-片距与肢-片距是影响影像放大的两个主要因素。当焦-片距一定时，物体影像放大就决定于肢-片距。肢-片距越远，影像放大就愈大；如果肢-片距保持不变，焦-片距越近，影像放大也就越大。

影像放大对影像质量的影响小于变形。但是，对于需要测量部位的照片，如心脏测量、眼球异物定位等，影像放大则成为主要矛盾。此时，焦点-胶片距离的确很重要，心脏测量要在 200 cm，以缩小放大率。眼球异物定位的摄影距离，一

定要与制作的测量标尺的放大率一致。

（2）模糊阈值：国际放射学界公认：当照片上的半影模糊值<0.2 mm时，人眼观察影像毫无模糊之感；当半影模糊值＝0.2 mm时，人眼观察影像开始有模糊之感。故0.2 mm的半影模糊值就是模糊阈值。影像放大率的确定就基于模糊阈值（0.2 mm），也就是说，无论焦点尺寸、被照体-胶片距离、焦点-胶片距离怎样变化，其模糊值不应超过0.2 mm。

（3）焦点允许放大率：半影 $H=F\times b/a=F\times[(a+b)/a-1]=F\times(M-1)$ 将模糊阈值 $H=0.2$ mm代入上述公式，则：

$0.2=F\times(M-1)$，$F=0.2/(M-1)$，或 $M=1+0.2/F$

如果已知焦点（F）的尺寸，即可求出该焦点所允许的最大放大率（M）。

4.X线照片影像的对称关系

在摄影中保持影像对称是很重要的。因为，在许多情况下需要用人体双侧对比的方法加以鉴别诊断。例如脑血管造影中正位摄影，都要求被照体影像能对称显示。否则，任何倾斜变形或局部影像产生位移都会造成诊断上的错误。照片影像产生不对称的原因，是中心线束的倾斜或被照体的旋转。

5.影像重叠

肢体是分布于三维空间的立体物，而得到的X线影像是分布于二维空间的平面像，必然有组织影像重叠的现象。所以要表现人体的结构，须采用前后和左右几个方向的摄影，以减少影像重叠和掩盖现象，使某些组织器官、病灶能清楚地显示。

X线照片影像的重叠有3种情况。

（1）大物体密度小于小物体密度，而且相差很大时，其重叠的影像中对比度很高，可以明显看到小物体的影像。如胸部照片肺野中的肋骨阴影很明显。

（2）大、小物体组织密度相等，而且都比较高时，重叠后影像中小物体的阴影隐约可见，但对比度差。如膝关节正位照片中骨的影像。

（3）大、小物体组织密度相差很大，而且大物体密度大于小物体密度时，重叠后影像中小物体的阴影由于吸收很小而看不到。如胸片中看不到胸骨的影像。

若想观察密度低的物体影像，常采用旋转体位或利用斜射线摄影，或利用体层摄影使密度高的物体影像产生均质化，可将低密度的物体影像衬托出来。当然，还可采取造影检查和CT、MR检查等方法。

6.切线投影

用X线摄影肢体时，被摄部位自身可能有重叠和掩盖现象，使得某些病灶不能清楚地显示。为了使某些边缘凸出、凹陷或病灶显示清楚,可以将中心 X 线从肢体被检部位的局部边缘通过,以免病灶本身和其他部分重叠,此种摄影方法称作切线投影。

被照体局部边缘部位与 X 线束呈切线状态时,可造成该部与其他部分 X 线吸收的悬殊差异,其结果是影像呈现出一个锐利的边界。通过这一部分的 X 线束俗称"切线",其造成的影像效果称为"切线效果"。

三、X 线的散射线

(一)散射线的产生及其含有率

1.概念

(1)散射线的概念:由于焦点外 X 线或 X 线穿过被照体及其他物体产生的与原发 X 线同向、反向或侧向,且比原发 X 线波长长的 X 线为散射线。

(2)散射线的产生:在 X 线摄影能量范围内,从 X 线管发射出的原发射线对人体进行照射时,一部分能量穿透人体前进,一部分能量产生光电效应和康普顿散射,从而减弱了原发射线的强度。经过被照体后的 X 线由两部分组成,一部分为带有被照体信息的被减弱的原射线;另一部分为在散射吸收中产生的散射线,这些散射线几乎全部来自康普顿散射。

(3)散射线含有率:透过被照体作用在胶片上的 X 线量,是自 X 线管发出的被人体组织减弱的直进的原射线与散射线之和。散射线在作用于胶片上的全部射线量中所占的比率,称为散射线含有率。

2.影响散射线含有率的因素

(1)管电压:散射线含有率随管电压的升高而加大。但在 90 kV 以上时,散射线含有率趋向平稳。此外,散射线光子能量也因原发射线能量的增加而增加,而且原发射线能量越大,所产生的散射线光子的散射角越小,与直进的形成影像的原发射线越靠近,对照片对比度产生的灰雾机会也越大。

(2)被照体厚度:在相同管电压及照射野下,散射线含有率随被照体厚度的增加而大幅度增加。在20 cm×20 cm 照射野,体模 15 cm 厚度的散射线比体模5 cm 厚度时增加了一倍。当被照体厚度超过15 cm时,虽然散射线含有率仍在增加,但因其上层组织中产生的散射光子受其能量限制,被下层组织所吸收不能到达胶片,因此,对胶片来说此时散射线的影响已不再增加。

被照体厚度产生的散射线对照片影像效果的影响,要比管电压产生的影响大得多。

(3)照射野:照射野是产生散射线重要的因素,当照射野增大时,散射线含有率大幅度上升。散射线含有率增加在 30 cm×30 cm 的照射野时达到了饱和。

3.散射线对照片对比度的影响

在 X 线通过肢体后,一定会产生散射线。一部分散射线射向胶片方向,使照片对比度受到损害。X 线与暗盒、摄影台、建筑物相遇时,也必然产生散射线,这就加重了照片对比度的损失。

(二)散射线的减少与消除

1.散射线减少与消除的方法

减少和/或抑制散射线的方法:利用 X 线多叶遮线器控制照射野,减少散射线的发生;利用滤线栅消除散射线;使用金属后背盖的暗盒,减少到达胶片的散射线量。

利用空气间隙法(Groedel 法)减少到达胶片的散射线的方法等。其中最有效的方法是滤线栅。

2.滤线栅

(1)滤线栅的构造:一般用厚度为 0.05~0.1 mm 的铅条,夹持在厚度为 0.15~0.35 mm 的铝或纸之间互相平行或按一定的斜率排列而成。

滤线栅的分类:按结构特点分聚焦式、平行式和交叉式;按运动功能分静止式(固定式)和运动式。①平行栅(线形栅):铅条纵轴排列的方位是相互平行的,其铅条排列方向与床的长轴平行,以便允许沿栅的纵轴改变 X 线管的倾斜角度,不致使原发射线被栅的铅条吸收。②聚焦栅:栅的铅条呈倾斜排列,并聚焦于空间,栅平面与聚焦线的垂直距离称为栅焦距。每个滤线栅有各自的栅焦距,在这个距离上摄影,原发射线的损失最少。③活动滤线器:在栅板活动中曝光,使铅条阴影被抹除,避免铅条阴影对被照体影像的干扰。

(2)滤线栅的指标。

栅比(R):滤线栅铅条高度与填充物幅度的比值为栅比。表示一个滤线栅清除散射线的能力,栅比值越高其消除散射线的作用越好。

R=铅板的高度(h)/铅板的间隔(D)

栅密度(n):n 表示在滤线栅表面上单位距离(1 cm)内,铅条与其间距形成的线对数,常用线/cm 表示。

n=1/(d+D)栅比值相同,密度 n 值大的滤线栅,吸收散射线的能力强;栅密度相同,则栅比大的消除散射线的效果好。

铅容积(P):P 表示在滤线栅表面上平均 1 cm² 中铅的体积(cm³)。

$$P = n \cdot d \cdot h$$

滤线栅的焦距(f_0)和焦栅距离界限($f_1 \sim f_2$)：f_0是聚焦滤线栅的倾斜铅条会聚于空中一直线到滤线栅板平面的垂直距离。

$f_1 \sim f_2$：X线摄影时，以在聚焦滤线栅有效面积的边缘处，原射线透射值在聚焦距离上透射值的60%(满足临床需要的X线照片)时，确定栅板的最低f_1和最高f_2的范围。这个范围随栅比的增加而缩小。

曝光量倍数(B)：曝光量增加倍数，也称滤线栅因子。B值越小越好。

(3)滤线栅的工作原理：滤线栅是由许多薄的铅条和易透过X线的低密度物质(木、铝或纸等)作为充填物，交替排列组成。在X线摄影中，将滤线栅置于胶片与肢体之间，焦点至滤线栅的距离与滤线栅的焦距相等，并使X线的中心线对准滤线栅板中心，原射线投射方向与滤线栅的铅条排列间隙在同一方向上，能通过铅条间隙而到达胶片产生影像。由于被照体产生的散射线是多中心、多方向的，其中大部分散射线被铅条所吸收，只有一小部分通过。

(4)滤线栅的切割效应：滤线栅的切割效应即滤线栅铅条侧面对X线原射线的吸收作用。

栅切割效应的产生有4种情况。①聚焦栅反置使用：照片呈现对应于栅板中线部分密度较高，两侧密度逐渐减低。②侧向倾斜：有两种情况：一种是中心线垂直栅板，但向一侧偏离了栅板中线；第二种是中心线与栅平面不垂直。此时原发射线不能顺利通过铅条间隙而被铅条吸收，照片表现两侧密度不一致。③上、下偏离栅焦距：当X线管焦点对准栅中心，但其位于栅聚焦线上或下方过大时，也会产生切割效应。表现同①，但较为缓和。若上、下偏离距离相同时，近栅焦距离的切割效应造成的原射线的损失率大于远栅焦距离。④双重偏离：侧向偏离及上、下偏离栅焦距同时发生，双重偏离可造成胶片不均匀照射，照片影像密度一边高一边低。

(5)使用滤线栅的注意事项：不能将滤线栅反置；X线中心要对准滤线栅中心；倾斜X线管时，倾斜方向只能与铅条排列方向平行；焦点至滤线栅的距离要在允许范围内。

(6)滤线栅的选择使用：要求消除散射线率高时，选用栅比大的滤线栅；X线斜射时，不能用交叉式滤线栅。

四、体层成像原理

体层摄影是摄取人体内某一平面上一定厚度的一层组织影像的摄影方法。

在 CT 问世之前,是唯一能提供人体层面图像的 X 线检查方法。

随着 CT 技术的迅速发展,传统体层摄影使用逐渐减少。但一种数字合成体层成像又在发展中,这为体层成像技术注入了新的生机。

(一)体层摄影的基本原理

在普通 X 线摄影中,要得到肢体的清晰影像,必须在曝光中使 X 线管、肢体和接受介质保持严格固定,有一个因素产生晃动影像即模糊。体层摄影就利用了这一基本原理,使指定层在曝光中与 X 线管、接受介质保持相对静止关系,所以能得到其清晰影像。指定层外组织与 X 线管、接受介质相对运动,所以被抹除。

体层摄影过程:在曝光过程中,X 线管、接受介质在连杆带动下,绕相当于人体指定层面高度的轴心做反方向匀速协调运动。这样,相当于转动轴心高度且始终与接受介质平行的那一层组织,在接受介质上的投影点始终保持相对固定,放大量始终一致,就能在介质上清晰成像。其他层面上组织的投影点不能保持固定,而被抹除。这一相对协调运动称作体层运动。

(二)体层成像的基本概念

1.曝光角

指体层摄影曝光期间,X 线中心线以转动支点为顶点形成的夹角。或曝光期间连杆摆过的角度。

2.体层厚度

曝光角固定时,离指定层越远层面上组织在成像介质上投影的移动量越大,被抹除的越彻底。最后在照片上成像的是指定层附近一薄层组织的 X 线像。该薄层组织的厚度即为体层厚度。其他层面上组织的影像被抹除而形成均匀的背景密度。

指定层外一定距离上的组织,其影像被抹除的程度与曝光角有关。曝光角越大其被抹除的程度越大。即照片上清晰影像所对应的组织厚度随曝光角的增大而变薄。

3.体层运动轨迹

曝光中 X 线管焦点的移动平面的投影,叫做体层运动轨迹。当连杆在平面内摆动时,X 线管焦点也在该平面内移动,其运动轨迹必然是一条直线。当连杆以立体角运动时,焦点运动轨迹可能是圆、椭圆、内圆摆线等。具有两种以上运动轨迹的体层摄影装置称作多轨迹体层装置。

(三)数字合成体层成像

1.原理

数字合成体层成像是一项基于平板探测器的技术。与传统几何体层摄影原理相似,摄影时,X线管与平板探测器沿检查床长轴做同步、反向的平行运动。在运动过程中,X线管受脉冲控制进行曝光,每一脉冲曝光瞬间,平板探测器就采集一次。于是,整个照射角内,平板探测器在不同位置上得到了多角度投照,有几十次的单个投影图像数据被快速采集。然后通过计算机将这几十次投影图像数据按序叠加在一起。

无论X线管处在哪个位置照射,由于中心线倾斜的原因,造成聚焦层面上下不同高度的组织结构具有不同的投影位置。也就是说,只有位于聚焦(支点)平面上组织的投影在系列各单个采集图像中的位置不变,而位于聚焦面上、下不同高度的组织结构投影,在各采集图像中像素的位置发生偏移。距聚焦面越远,偏移距离越大,距聚焦面越近,偏移距离越小,但同平面中的像素偏移距离相同。计算机在对各角度投影数据叠加的同时,再加上对各角度投影的像素进行位移,就重建出体层面图像。通过改变像素的位移量,就可以获得不同层面的图像。

2.临床使用特点

(1)一次体层运动采集可回顾性重建出任意多层面的体层图像,简化了操作步骤。

(2)可进行重力负荷下的立位体层摄影。

(3)不产生金属伪影。

(4)辐射剂量小,用于肺癌普查,DTS 的辐射剂量可从 10 mGy 下降到 3 mGy。

(5)可在显示器上进行多层面的连续观察。即时对画面进行确认,减少重检率,缩短检查时间。

(四)曲面体层成像

1.概述

口腔曲面全景摄影又称口腔曲面体层摄影。通过一次曝光即可将全口牙齿的体层影像显示在一张照片上。不仅可以显示出全口牙齿,而且可以同时显示上颌骨、下颌骨、颞颌关节、上颌窦、鼻腔等部位。还能观察全部牙列的咬合关系,牙齿近、远、中倾斜角度,乳恒牙交替及牙根形成情况,对于下颌骨骨折、髁状突骨折、下颌多发骨折的定向以及分析上颌窦炎、囊肿、颌面部肿瘤、畸形也有一定诊断价值。

2.成像原理

如图 1-1 所示,两个大小相等的圆盘,分别以 O_1、O_2 为中心,沿箭头所示方向以相同的角速度 ω 旋转,自右方有一细 X 线束通过 O_1、O_2 进行放射。

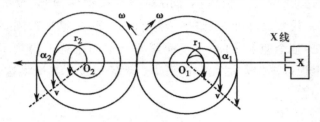

图 1-1 曲面体层成像原理

自旋转圆盘的 O_1 至 r_1 的 α_1 点处放置被照体,由 O_2 到 r_2 的 α_2 点处放置胶片,则 α_1 点、α_2 点的速度 v 相等,即:

v＝角速度(ω)×到中心点的距离(r)＝ωr

因为速度相等,所以位于圆弧上被照体的各点与对应于圆弧的胶片上投影点相对速度等于零。因此,在 α_1 点的牙列部分能清楚地显示在 α_2 点的胶片上。而 α_1 点以外的身体组织部分与胶片的速度不同,所以成像模糊。也就是说 α_1 点内侧圆的半径 r 小、角速度 ω 也小,α_1 点外侧圆的半径 r 大、角速度 ω 也大,所以在胶片上的投影模糊。可清楚显示组织结构的这一半径点内外空间范围(宽度)被称为体层域,凡投影在体层域内的组织才显示清楚。

3.基本方式

(1)单轴方式:这是最早使用的一种旋转体层方式,X 线管固定不动,胶片与被检体以相同的角速度围绕 O_1 和 O_2 做相反方位旋转,获得颌面部的体层像。

此种旋转方式获得的体层域轨迹是一种圆弧曲度,而人体牙弓是抛物线状,与这种圆弧曲度不完全一致。故位于圆弧曲度上的牙齿显示清晰,圆弧曲度外的牙齿显示模糊或重叠,颈椎出现带状影与门齿重叠。具体应用中表现为门齿位于体层域外,显示模糊;磨牙牙列在体层域内斜形排列,牙齿投影相互重叠。这是单轴旋转体层摄影的最大缺点。

(2)双轴方式:利用一轴照左侧牙齿,一轴照右侧牙齿,然后切除胶片的空白处,将两侧影像合在一起组成一副全口牙齿,即一张颌面部体层照片。它解决了磨牙重叠的问题,但门齿仍显示模糊。

(3)三轴连续方式:此种方式是被检者不动,X 线管球及胶片旋转。管球旋转过程中,旋转轴心是以三轴连续变化,使体层域的圆弧曲度与抛物线状牙弓不同段的曲度相近似。以 O_2 为旋转轴心时的圆弧度做前牙的体层摄影,以 O_1、O_3 为旋转轴心时做两侧磨牙的体层摄影。达到了体层运动轨迹与牙齿抛物线状相似。

以 O_2 为圆心的 1/3 圆周,可清楚地显示出门齿区,而 O_1、O_3 则各自的一部分圆弧可显示出对侧的外耳孔周边、颌面部、颞颌关节、下颌支和磨牙区。并可使颈椎影像分离,获得一张从下颌支、颞颌关节至颞后部整个区域的口腔全齿照片。

目前,口腔曲面体层摄影都采用连续旋转的方式。被检者固定不动,胶片和 X 线管开始旋转时即进行曝光,在公转的同时,胶片也作相应的自转(或平移)。因为是在转动中成像,故对设备运动速度的稳定性和同步性要求很高。

4.摄影技术

不同型号的曲面体层机,它们的体层运行轨迹和体层域虽不完全相同,但都是以人体颌面的解剖特征来设计的。从人体解剖分析,前牙约 4 mm 厚、磨牙约 6 mm 厚、上下垂直幅度为 15 mm。因此,受检者摆体位时,必须与机器的体层域相符。

标准人体将颏托调至 0 位,牙齿恰好位于体层域,遇特异体形可作前后调整。颏部至牙齿的距离,标准人体约为 6 mm。颏托与颏托刻度关系,刻度为 0 时,体层域的门齿位置在颏托内侧 6 mm,宽为 4 mm。

(1)上下颌全口牙齿摄影:被检者下颏置于颏托正中,头矢状面对准颏托中线并与水平面垂直。听眶线垂直头架基准线,即 OP⊥HH′。

显示部位:眼眶、上颌窦、鼻腔、外耳孔、上颌牙、下颌牙、下颌支。

(2)下颌体摄影:被检者下颏置于颏托正中,头矢状面对准颏托中线并与水平面垂直。听鼻线垂直头架 HH′基准线(略仰头)。

显示部位:①下颌孔;②下颌管;③颏棘部。

(3)上颌摄影:被检者下颏置于颏托正中,头矢状面对准颏托中线并与水平面垂直。听眶线垂直头架 HH′基准线(略收颏)。

显示部位:上颌牙区清楚显示,下颌细微显示较差,筛窦蜂窝、鼻中隔及下鼻甲均清楚显示。

(4)颞颌关节摄影:被检者下颏置于颏托正中,头矢状面对准颏托中线并与水平面垂直。听眶线垂直头架基准线,即 OP⊥HH′。

若观察两侧颞颌关节、下颌小头、髁状突,可将颏托向前移 10 mm。如若侧重观察一侧关节结构,则可将颏托向被检侧的对侧移动 10 mm。

(5)变异牙齿摄影:如遇有上下牙齿不能对齐者,可让患者咬一软质透射线平板,则可将前牙对齐。

第二节　CT 成像理论

一、成像原理

CT 是医学影像领域最早使用数字化成像的设备。

CT 图像的基本特征可用两个词概括:"数字化"和"体积信息"。数字化图像的最小单位为像素;而无论层厚大小,CT 的扫描层面始终是一个三维的体积概念。

根据雷登(Radon)的数字成像基本原理,一幅人体层面的图像可从任意方向产生,但目前 CT 成像常用的方位仅有横断面成像。

在 CT 成像中利用了 X 线的衰减特性并重建成一个指定层面的图像。

(一)X 线的衰减和衰减系数

X 线的衰减是指射线通过物体后强度的减弱,其间一些光子被吸收,而另一些光子被散射,衰减的强度大小通常与物质的原子序数、密度、每克电子数和源射线的能量大小有关。根据 Lambert-Beer 吸收定律,X 线通过人体组织后的光子与源射线呈指数关系。

在一匀质的物体中,X 线的衰减与该物质的行进距离成正比。假定比例常数为 μ,X 线的行进路程为 dX,穿过该物质后 X 线强度为 dI,则:

$$dI = -\mu dX$$

将上式进行不定积分运算,其路径 dX 被看做作是 X 线所通过物质的厚度,并以 d 表示,则上式可简单写成:

$$I = I_0 e^{-\mu d}$$

式中 I 是通过物体后 X 线的强度,I_0 是入射射线的强度,e 是 Euler 常数(2.718),μ 是线性吸收系数,d 是物体厚度,这是 X 线通过均匀物质时的强度衰减规律,是经典的匀质物体线性衰减系数公式。

在 CT 成像中,线性衰减系数 μ 值相对较重要,因它与衰减量的多少有关,

计量单位是 cm^{-1}。根据等式 $I = I_0 e^{-\mu d}$ 可以得到线性衰减系数 μ 值,即:

$$I = I_0 e^{-\mu d}$$

$$I/I_0 = e^{-\mu d}$$

$$\ln I/I_0 = -\mu d \ln I_0/I = \mu d$$

$\mu = (l/d) \cdot (\ln I_0/I)$ 式中 $\ln$ 是自然对数,因在 CT 中 I 和 I_0 都是已知的,d 也是已知的,根据上式就可以求得 μ 值。

单一能谱射线和多能谱射线的衰减不一样,单一能谱射线又称单色射线,其光子都具有相同的能;多能谱射线(多色射线)中的光子具有的能量则各不相同。CT 成像中以多能谱射线为主。

多能谱射线通过物体后的衰减并非是指数衰减,而是既有质的改变也有量的改变。即经衰减后光子数减少,射线的平均能量增加,并使通过物体后的射线硬化。因此,不能简单地将等式 $I = I_0 e^{-\mu d}$ 直接应用于 CT 多能谱射线的射线衰减,只能用一大致相等的方法来满足这一等式。

根据 X 线的基本特性,已知 X 线的吸收和散射有光电作用和康普顿效应,那么多能谱射线通过一个非匀质物体后的衰减大致可以用下述等式表示:

$$I = I_0 e^{-(\mu p + \mu c) d}$$

式中 μp 是光电吸收的线性衰减系数,μc 是康普顿吸收的线性衰减系数。光电作用主要发生在高原子序数组织中,在某些软组织和低原子序数的物质中则作用较小;康普顿效应是发生在软组织中,在密度有差别的组织中康普顿效应的作用则有所不同。另外,光电作用与射线能量大小有关,而康普顿效应并非像光电作用那样随能量的增加而增加。

(二)CT 数据采集基本原理

CT 的扫描和数据的采集是指由 CT 成像系统发出的、一束具有一定形状的射线束透过人体后,产生足以形成图像的信号被探测器接收,同时,所产生的扫描数据与最终形成图像的空间分辨率、伪影等密切相关。

在成像系统中,基本组成或必备的条件是具有一定穿透力的射线束和产生、接收衰减射线的硬件设备;其中,对射线束的要求包括它的形状、大小、运动的路径和方向。

简而言之,CT 的成像是透射射线按照特定的方式通过被成像的人体某断面,探测器接收穿过人体断面的射线,将射线衰减信号送给计算机处理,经计算机重建处理后形成一幅人体内部脏器的某断面的图像。

现在使用的 CT 机，一般有两种不同的数据采集方法，一种是一层一层即逐层采集法（非螺旋扫描），另一种是容积数据采集法（螺旋扫描）。

逐层采集法是 X 线管围绕人体旋转，探测器同时接收采样数据，然后X 线管停止旋转，检查床移到下一个扫描层面，重复进行下一次扫描，一直到全部预定的部位扫描完成。其间每一次只扫描一个层面。容积数据采集法是螺旋 CT 扫描时采用的方法，即患者屏住呼吸的同时，扫描机架单向连续旋转 X 线管曝光，检查床同时不停顿单向移动并采集数据，其采集的是一个扫描区段的容积数据。

在逐层采集法数据采集的第一步，X 线管和探测器围绕人体旋转，根据不同的空间位置，探测器依据穿过人体的衰减射线采集数据，这一相对衰减值可由下式计算：

$$相对衰减值 = \ln \frac{源射线强度(I_0)}{衰减后射线强度(I)}$$

一般来说，一幅 CT 图像需要几百个采样数据，而每一个采样数据由相当量衰减射线构成，所以，一次扫描全部衰减射线可有下述关系式：衰减射线总量＝采样数×每次采样射线量

在理解采样过程中，还必须注意下述的情况：①X 线管与探测器是一个精确的准直系统。②X 线管和探测器围绕人体旋转是为了采样。③X 线管产生的射线是经过有效滤过的。④射线束的宽度是根据层厚大小设置严格准直的。⑤探测器接收的是透过人体后的衰减射线。⑥探测器将接收到的衰减射线转换为电信号（模拟信号）。

综上所述，CT 扫描成像的基本过程是由 X 线管发出的 X 线经准直器准直后，以窄束的形式透过人体被探测器接收，并由探测器进行光电转换后送给数据采集系统进行逻辑放大，而后通过模数转换器作模拟信号和数字信号的转换，由信号传送器送给计算机作图像重建，重建后的图像再由数模转换器转换成模拟信号，最后以不同的灰阶形式在显示器上显示，或以数字形式存入计算机硬盘，或送到激光相机拍摄成照片供诊断使用。

依据 CT 扫描的过程，其最终形成一幅 CT 图像可分为下述 8 个步骤。

（1）患者被送入机架后，X 线球管和探测器围绕患者旋转扫描采集数据，其发出的 X 线经由球管端的准直器高度准直。

（2）射线通过人体后，源射线被衰减，衰减的射线由探测器接收。

（3）参考射线和衰减射线都转换为电信号，由放大电路进行放大；再由逻辑放大电路根据衰减系数和体厚指数进行计算、放大。

（4）经计算后的数据送给计算机前，还需由模数转换器将模拟信号转换为数字信号，然后再由数据传送器将数据传送给计算机。

（5）计算机开始处理数据。数据处理过程包括校正和检验，校正是去除探测器接收到的位于预定标准偏差以外的数据；检验是将探测器接收到的空气参考信号和射线衰减信号进行比较。校正和检验是利用计算机软件重新组合原始数据。

（6）通过阵列处理器的各种校正后，计算机作成像的卷积处理。

（7）根据扫描获得的解剖结构数据，计算机采用滤过反投影重建算法重建图像。

（8）重建处理完的图像再由数模转换器转换成模拟图像，送到显示器显示，或送到硬盘暂时储存，或交激光相机摄制成照片。

（三）CT 的图像重建

单层和多层螺旋 CT 的图像重建，除仍采用上述横断面重建基本方法外，又增加了一些图像重建的预处理步骤。

1.单层螺旋 CT 的图像重建

根据奥地利数学家 Radon 的二维图像反投影重建原理，被重建的一幅二维图像平面上的任意点，必须采用一周扫描全部角度的扫描数据，传统的非螺旋扫描方式满足了上述要求。

由于非螺旋扫描，X 线是以不同的方向通过患者获取投影数据，并利用平面投影数据由计算机重建成像，因此非螺旋扫描每一层的投影数据是一个完整的圆形闭合环，而螺旋扫描每一层的圆形闭合环则有偏差。

螺旋扫描是在检查床移动中进行，覆盖 360°的数据用常规方式重建会出现运动伪影。为了消除运动伪影，必须采用数据预处理后的图像重建方法，从螺旋扫描数据中合成平面数据，这种数据预处理方法被称为线性内插法。

线性内插的含义是：螺旋扫描数据段的任意一点，可以采用相邻两点扫描数据通过插值，然后再采用非螺旋 CT 扫描的图像重建方法，重建一幅断面图像。

目前最常用的数据内插方式线性内插（linear interpolation，LI）方法有两种，它们是 360°线性内插和 180°线性内插。

360°线性内插算法在螺旋扫描方法出现的早期被使用，它是采用 360°扫描数据向外的两点通过内插形成一个平面数据。这种内插方法的主要缺点是由于层厚敏感曲线（slice sensitivity profile，SSP）增宽，使图像的质量有所下降。

180°线性内插是采用靠近重建平面的两点扫描数据，通过内插形成新的平面数据。180°线性内插和360°线性内插这两种方法最大的区别是,180°线性内插采用了第2个螺旋扫描的数据,并使第2个螺旋扫描数据偏移了180°的角,从而能够靠近被重建的数据平面。这种方法能够改善SSP,提高成像的分辨力,进而改善了重建图像的质量。

2.多层螺旋CT的图像重建

多层螺旋扫描的图像重建预处理,基本是一种线性内插方法的扩展应用。但因为多层螺旋扫描探测器排数增加,在重建断面没有可利用的垂直射线。另外,由于采用多排探测器和扫描时检查床的快速移动,如果扫描螺距比值选择不当,会使一部分直接成像数据与补充成像数据交叠,使可利用的成像数据减少,图像质量衰退。

为了避免上述可能出现的情况,多层螺旋的扫描和图像重建,一般要注意螺距的选择并在重建时做一些必要的修正。

多层螺旋CT扫描与单层螺旋CT相比,扫描采用的射线束已超越扇形束的范围,被称之为锥形束。由于射线束的形状改变,因此在图像重建中产生了一些新的问题,最主要的是扫描长轴方向梯形边缘射线的处理。

目前多层螺旋CT图像重建预处理主要有两种处理方法,一种是图像重建预处理不考虑锥形束边缘的预处理,另一种是在图像预处理中将锥形束边缘部分的射线一起计算。4层螺旋CT扫描仪大部分采用不考虑锥形束边缘的预处理。根据各生产厂商采用方法的不同,通常有以下几种重建预处理方法。

(1)扫描交叠采样的修正:又称为优化采样扫描,是通过扫描前的螺距选择和调节缩小Z轴间距,使直接成像数据和补充成像数据分开。

(2)Z轴滤过长轴内插法:这是一种基于长轴方向的Z轴滤过方法。该方法是在扫描获得的数据段内确定一个滤过段,滤过段的范围大小根据需要选择,选择的范围大小又被称为滤过宽度,在选定的滤过段内的所有扫描数据都被作加权平均化处理。其滤过参数宽度和形状,通常可影响图像的Z轴分辨力、噪声和其他方面的图像质量。

(3)扇形束重建:单排探测器扫描所获得的数据,一般都采用扇形束重建算法。在多排探测器扫描方法中,是将锥形束射线平行分割模拟成扇形束后,再使用扇形束算法进行图像的重建。

(4)多层锥形束体层重建:该方法又被称为MUSCOT(the algorithm of multi slice conebeam tomography)。多层螺旋CT扫描由于外侧射线束倾斜角度增大,在射线束螺距<1或者层厚螺距<4时,会出现数据的重叠,所以,4层螺

旋层厚螺距选择往往要避免使用 4 或 6 之类的偶数整数,但为了避免误操作,多数厂家已在螺距设置中采用限制措施避免这种选择的出现。

3.16 层和 16 层以上螺旋 CT 的图像重建

16 层以上螺旋 CT 的图像重建与 4 层螺旋 CT 不同,都已将锥形束边缘部分射线一起计算。目前世界上 4 家高端 CT 机生产厂商,分别采用了不同的图像重建预处理方法。如 Siemens 公司采用了一种被称为"自适应多平面重建"(adaptive multiple plane reconstruction,AMPR)的方法;GE 公司是采用了"加权超平面重建"的方法,而 Toshiba 和 Philips 则都采用了 Feldkamp 重建算法。

(1)自适应多平面重建(AMPR)的方法是将螺旋扫描数据中两倍的斜面图像数据分割成几个部分。重建时,各自适配螺旋的轨迹并采用 240°螺旋扫描数据。经过上述的预处理后,最终图像重建的完成还需要在倾斜的、不完整的图像数据之间采用适当的内插计算。采用 AMPR 重建方法后其内插函数的形状、宽度均可自由选择,像 4 层 CT 中的自适应 Z 轴内插方法一样,AMPR 方法也实现了扫描螺距自由可选,并且 Z 轴分辨力和患者的射线量与螺距大小无关。

(2)加权超平面重建的概念有点类似 AMPR 方法,但起始步骤有些不同。先将三维的扫描数据分成一个二维的系列,然后采用凸起的超平面作区域重建。如先收集全部投影数据中的 1~9,然后再 2~10、3~11,最后再将所有扫描数据加权平均处理。经过参数优化后,可改善图像的质量。

(3)Feldkamp 重建算法是一种近似非螺旋扫描三维卷积反投影的重建方法。该方法是沿着扫描测量的射线,将所有的测量射线反投影到一个三维容积,以此计算锥形束扫描的射线。三维反投影方法对计算机的要求较高,需配置专用的硬件设备来满足重建的速度和时间要求。

4.心电门控

心电触发序列扫描和心电门控螺旋扫描分别用于 4 层和 16 层以上的心脏成像。心电触发序列扫描是根据心电监控预设的扫描时机,在患者心电图 R 波的间期触发序列扫描,触发方式既可以选择 R-R 间期的百分比,也可以选择绝对值毫秒。这种方式又被称为前瞻性心电门控触发序列。

心电门控螺旋扫描又被称为回顾性心电门控螺旋扫描,目前用于 16 层以上螺旋 CT 的心脏成像。心电门控方法是:在记录心电监控信号的同时,采集一段时间、全部心动周期的扫描数据,采用回顾性图像重建的方法,将心动周期舒张期的图像重建用于诊断。

回顾性心电门控的图像重建分两个步骤:第一步采用多层螺旋内插,以修正扫描时检查床移动的影响;第二步根据所需图像的位置,采用部分扫描数据重建横断面图像。采用一周扫描的部分数据重建图像,可提高心脏扫描的时间分辨率。

回顾性心电门控螺旋扫描可采用单个或多个扇区重建心脏图像,目的是为了提高心脏成像的图像质量。一般在心率较慢时常采用单扇区重建;在心率较快时采用2扇区或多扇区重建。图像重建时扇区的划分方法有自动划分方法和根据基准图像划分方法等。自动划分方法是:根据扫描时患者的心率,自动将扫描的容积数据划分为一个或两个扇区(又称为"自适应心脏容积"算法);基准图像划分方法是:先将单扇区的扫描数据重建成一个基准图像,然后再回顾性地作两扇区的图像重建,以改善心率较快患者的时间分辨率。另一种方法是根据患者的心率事先调整机架旋转的速度,以获得较好的时间分辨率,但这种方法的前提是患者的心率比较稳定。

(四)CT 的重建方法

根据 CT 发展的历程,CT 的图像重建曾经使用过数种方法,但不管是非螺旋 CT 和螺旋 CT,目前多数 CT 机采用的图像重建基本方法仍是滤波反投影法。曾经采用和目前所使用的各种图像重建算法如下所述。

1.反投影法

反投影法又称总和法或线性叠加法。它是利用所有射线的投影累加值计算各像素的吸收值,从而形成 CT 图像,或者说是某一点(像素)的(吸收)值正比于通过这一点(像素)射线投影的累加。

直接反投影法的最主要缺点是成像不够清晰,需花大量的计算时间并且分辨率不够,目前已不采用这种算法成像。但这种方法却是 CT 其他成像算法的基础。

2.迭代法

迭代法又称逐次近似法。迭代法包括代数重建法、迭代最小平方法和联立方程重建法,此处只介绍代数重建法,以点概面。

代数重建法首先对一幅图像的各像素给予一个任意的初始值,并利用这些假设数据计算射线束穿过物体时可能获得的投影值,然后用这些计算值和实际投影值比较,根据两者的差异获得一个修正值,再用这些修正值修正各对应射线穿过物体后的诸像素值。如此反复迭代,直到计算值和实测值接近并达到要求的精度为止。

迭代法早在 1956 年就被用于太阳图像的重建,后来被亨斯菲尔德用于

EMI-1 型头颅 CT 扫描机中,由于成像质量和重建时间等一些原因,目前的临床用 CT 扫描机已不采用这种重建方法。

3.滤波反投影法

滤波反投影法也称卷积反投影法,只进行一维傅立叶变换,是解析法之一。其成像过程大致可分(预处理—卷积—反投影)3 步:先将全部投影数据(衰减吸收值)作预处理,经过预处理的数据称为原始数据,该原始数据可存入硬盘,在需要时再取出为重建图像采用;第二步将原始数据的对数值与滤波函数进行卷积,由于空间滤波函数 h(t)选取是卷积计算的关键,故称之为卷积核;第三步是经滤波后的原始数据被反投影成像,并通过显示器显示。

4.傅立叶重建法

傅立叶重建法也是解析法之一。傅立叶重建的基本方法是用空间和频率的概念表达一幅图像的数学计算方法。

采用傅立叶方法重建图像有下述优点。首先,一幅频率图像可采用改变频率的幅度来做图像的处理,如边缘增强、平滑处理;其次,这种处理方法能被计算机的工作方法接受;第三,频率信号利于图像质量的测试,如采用调制传递函数(MTF)的方法。但因需进行二维傅立叶变换,计算量较大,在实际应用中难度大于卷积反投影法。

解析法与迭代法相比有两个优点。在成像速度方面,因为图像重建的时间与被重建图像的大小和投影数有关,解析法要快于迭代法;在精确性方面,根据数据利用的情况,解析法也优于迭代法。但迭代法能用于不完整的原始数据,而解析法则不能。

(五)多层螺旋 CT 的成像特点

1.扫描速度更快

最快旋转速度目前可达到每圈 0.27 秒,X 线管旋转一周可获得几十层图像。

2.图像空间分辨率提高

图像的横向和纵向分辨率都显著提高。目前 4 层 CT 的横向分辨率和纵向分辨率分别是0.6 mm和1.0 mm;16 层分别是 0.5 mm 和 0.6 mm;64 层 CT 则达到 0.3 mm 和 0.4 mm。

3.CT 透视定位更加准确

多层螺旋 CT 可同时行多层透视,应用实时重建可同时显示多个层面的透视图像,使 CT 透视引导穿刺的定位更准确。

4.提高了 X 线的利用率

多层螺旋 CT 的 X 线束在纵向上的厚度比单层螺旋 CT 有所增加,相应的多层螺旋扫描提高了 X 线利用率,并且也减少了 X 线管的负荷,降低了 X 线管的损耗。

二、基本概念

(一)层厚、层间隔、体素

1.层厚

层厚是指扫描后一幅图像对应的断面厚度。在非螺旋 CT 扫描方式中,准直器打开的宽度等于层厚,并且所得的层厚不能通过再次重建处理改变;在单层螺旋 CT 扫描方式中,尽管准直器打开的宽度仍然是扫描结果所得的层厚,但可通过回顾性重建(如采用小层间隔重叠重建)来改变图像的质量属性;在多层螺旋 CT 扫描中,因为同样的准直器打开宽度可由 4 排甚至 16 排探测器接收,此时决定层厚的是所采用探测器排的宽度而非准直器打开的宽度。如同样 10 mm 的准直器打开宽度,可以由 4 个 2.5 mm 的探测器排接收,那么一层的层厚就是 2.5 mm;如果由 16 个 0.625 mm 的探测器排接收,可以产生 16 个层厚为 0.625 mm 的影像。

2.重建间隔

重建间隔也称为层间距、重建增量,定义为:被重建的相邻图像在长轴方向的距离。通过采用不同的间隔,可确定螺旋扫描被重建图像层面的重叠程度,如重建间隔小于层厚即为重叠重建。重叠重建可减少部分容积效应和改善 3D 后处理的图像质量。

3.体素

体素是一个三维的概念,是 CT 容积数据采集中最小的体积单位。它有三要素,即长、宽、高。CT 中体素的长和宽即像素大小,都≤1 mm,高度或深度由层厚决定,有 10 mm、5 mm、3 mm、2 mm、1 mm 等。CT 图像中,根据断层设置的厚度、矩阵的大小,像素显示的信息实际上代表的是相应体素涵括的信息量的平均值。

(二)螺距

单层螺旋螺距的定义是:扫描机架旋转一周检查床运行的距离与射线束准直宽的比值。螺距是一个无量纲的量,根据 IEC(international electrotechnical commission)说明,螺距的定义由下式表示:

$$螺距(P) = \frac{TF}{W}$$

式中 TF 是扫描架旋转一周床运动的距离,单位为 mm;W 是层厚或射线束准直的宽度,单位也是 mm。

多层螺旋 CT 螺距的定义基本与单层螺旋 CT 相同:即扫描架旋转一周检查床运行的距离与全部射线束宽度的比值。

(三)窗口技术

CT 值标尺被设置为 $-1\,024 \sim +3\,071$,总共有 4 096 个 CT 值,而 CT 显示系统灰阶的设置一般为256 个灰阶。大大超出人眼识别灰阶的能力(一般不超过 60 个灰阶)。窗口技术是将全范围 CT 值分时分段进行显示的技术。被显示灰阶的范围称为窗宽(W),其中间值称为窗位(C),窗宽以外的 CT 值不显示。根据此概念,可以计算出 CT 值显示的范围:显示下限为窗位减去 1/2 窗宽,上限是窗位加上1/2 窗宽,数学表达式如下:

C-W/2(下限)~C+W/2(上限)

如某一脑部图像的窗宽和窗位分别是 80 和 40,那么它所显示的 CT 值范围为 0~80。同样,可根据窗宽和窗位的概念设计出各种不同的显示窗,如双窗、Sigma 窗等。

调节窗宽、窗位能改变图像的灰度和对比度,能抑制或去除噪声和无用的信息,增强显示有用的信息,但不能增加图像的信息,而只是等于或少于原来图像中已存在的信息。

(四)FOV

FOV(field of view)的基本含义是重建图像的范围。CT 机中的扫描视野是固定的,一般为50 cm。所选择的 5~50 cm 视野都是重建范围。FOV 属于重建参数,不是扫描参数。

(五)部分容积效应

在 CT 中,部分容积效应主要有两种现象:部分容积均化和部分容积伪影。CT 成像时 CT 值的形成和计算,是根据被成像组织体素的线性衰减系数计算的,如果某一体素内只包含一种物质,CT 值只对该单一物质进行计算。但是,如果一个体素内包含有 3 种相近组织,如血液(CT 值为 40)、灰质(CT 值为 43)和白质(CT 值为 46),那么该体素 CT 值的计算是将这 3 种组织的 CT 值平均,最后上述测量的 CT 值被计算为 43。CT 中的这种现象被称为"部分容积均化"。

部分容积现象由于被成像部位组织构成的不同可产生部分容积伪影,如射线束只通过一种组织,得到的 CT 值就是该物质真实的 CT 值;射线束如同时通过衰减差较大的骨骼和软组织,CT 值就要根据这两种物质平均计算,由于该两种组织的衰减差别过大,导致 CT 图像重建时计算产生误差,部分投影于扫描平面并产生伪影被称为部分容积伪影。部分容积伪影的形状可因物体的不同而有所不同,一般在重建后横断面图像上可见条形、环形或大片干扰的伪影,部分容积伪影最常见和典型的现象是在头颅横断面扫描时颞部出现的条纹状伪影,又被称为"Houndsfield"伪影,这种现象也与射线硬化作用有关。

(六)重建函数

重建函数或称重建滤波器、卷积核等。重建函数核是一种算法,可影响图像的分辨率、噪声等。

在 CT 临床检查中,可供 CT 图像处理选择的滤波函数一般可有高分辨率、标准和软组织 3 种模式,有的 CT 机除这 3 种模式外,还外加超高分辨率和精细模式等。

高分辨率模式实际上是一种强化边缘、轮廓的函数,它能提高空间分辨率,但同时图像的噪声也相应增加。软组织模式是一种平滑、柔和的函数,采用软组织模式处理后,图像的对比度下降,噪声减少,密度分辨率提高。而标准模式则是没有任何强化和柔和作用的一种运算处理方法。

第三节　磁共振成像理论

一、成像原理

(一)进入磁场后人体内质子变化

人体内质子不计其数,每毫升水中的质子数就达 $3×10^{22}$ 个。进入主磁场前人体内质子的排列杂乱无章。进入主磁场后,人体内的质子产生的小磁场不再是杂乱无章,而是呈有规律排列。进入主磁场后,质子产生的小磁场有两种排列方式,一种是与主磁场方向平行且方向相同,另一种是与主磁场平行但方向相反,处于平行同向的质子略多于处于平行反向的质子。平行同向的质子处于低能级,平行反向的质子处于高能级。

(二)磁共振信号的产生

磁共振(MR)接收线圈只能采集到旋转的宏观横向磁化矢量,而宏观横向磁化矢量切割接收线圈而产生的电信号实际上就是原始的磁共振信号。在 MR 成像(MRI)中,无论是何种脉冲序列、加权像,只要在 MR 信号采集时刻,某组织的宏观横向磁化矢量越大,其切割接收线圈产生的 MR 信号越强,在 MR 图像上该组织的信号强度就越高。下面介绍的是宏观横向磁化矢量的几种基本采集方式,不同的采集方式采集得到不同类型的 MR 信号。

1.自由感应衰减信号

接受某种射频脉冲如 90°脉冲的激发,组织中将产生宏观横向磁化矢量,射频脉冲关闭后组织中的宏观横向磁化矢量由于受 T_2 弛豫和主磁场不均匀双重因素的影响,而以指数形式较快衰减,即自由感应衰减。如果利用 MR 接收线圈直接记录横向磁化矢量的这种自由感应衰减,则得到的 MR 信号就是自由感应衰减信号。

2.自旋回波信号

90°射频脉冲激发后,组织中将产生宏观横向磁化矢量,射频脉冲关闭后,由于主磁场的不均匀造成了质子群失相位,组织中的宏观横向磁化矢量逐渐衰减。到 Ti(TE/2)时刻,施加一个 180°聚相脉冲,质子群逐渐聚相位,组织中宏观横向磁化矢量逐渐增大;到了 2 倍 Ti(TE)时刻,质子群得以最大程度聚相位,组织中宏观横向磁化矢量达到最大值,从此时刻开始,质子群又逐渐失相位,组织中的横向宏观磁化矢量又逐渐衰减。利用接收线圈记录这种宏观横向磁化矢量的变化过程,将得到自旋回波。把 90°脉冲中点到回波中点的时间间隔称为回波时间(TE)。

3.梯度回波信号

梯度回波是利用读出梯度场的切换产生回波。射频脉冲激发后,在频率编码方向上先施加一个梯度场,这个梯度场与主磁场叠加后将造成频率编码方向上的磁场强度差异,该方向上质子的进动频率也随之出现差异,从而加快了质子群的失相位,组织的宏观横向磁化矢量很快衰减到零,把这一梯度场称为离相梯度场。这时立刻在频率编码方向施加一个强度相同方向相反的梯度场,原来在离相位梯度场作用下进动频率慢的质子进动频率加快,原进动频率快的质子进动频率减慢,这样由于离相位梯度场造成的质子失相位将逐渐得到纠正,组织的宏观横向磁化矢量逐渐恢复,经过与离相位梯度场作用相同的时间后,因离相位梯度场引起的质子失相位得到纠正,组织的宏观横向磁化矢量逐渐恢复直到信号幅度的峰值,把这一梯度场称为聚相位梯度场;从此时间点后,聚相位梯度场又变成离相位梯度场,组织的宏观横向磁化矢量又开始衰减直至零。利用接收线圈记录宏观横向磁化矢量的变化过程将得到一个回波信号。由于这种回波的产生仅利用读出梯度场切换产生,因此被称为梯度回波。

(三)MR信号的空间定位

MR信号的三维空间定位是利用三套梯度线圈产生的梯度磁场来实现的。利用梯度线圈产生的梯度磁场让来自不同位置上的MR信号带有不同的空间定位信息,通过数学转换解码,就可以将MR信号分配到各个像素中。MR信号的空间定位包括层面和层厚的选择、频率编码、相位编码。

1.层面和层厚的选择

通过控制层面选择梯度场和射频脉冲来完成MR图像层面和层厚的选择。以1.5T的MR仪为例,在1.5T的场强下,质子的进动频率约为64 MHz。要进行横断面扫描,首先要进行层面的选择,必须在上下方向(即Z轴方向)上施加一个梯度场,Z轴梯度线圈中点位置(G_0)由于磁场强度仍为1.5T,因而该水平质子的进动频率保持64 MHz。从G_0向头侧磁场强度逐渐降低,因而质子进动频率逐渐变慢,头顶部组织内质子的进动频率最低;从G_0向足侧磁场强度逐渐增高,则质子进动频率逐渐加快。单位长度内质子进动频率差别的大小与施加的梯度场强度有关,施加梯度场强越大,单位长度内质子进动频率的差别越大。如果施加的梯度场造成质子进动频率的差别为1 MHz/cm,而所用的射频脉冲的频率为$63.5\sim64.5$ MHz,那么被激发的层面的位置(层中心)就在Z轴梯度线圈中点(G_0),层厚为1 cm,即层厚范围包括了Z轴梯度线圈中点上下各0.5 cm的范围。

在检查部位与层面选择梯度线圈的相对位置保持不变的情况下,层面和层厚受梯度场和射频脉冲影响的规律如下。

(1)梯度场不变,射频脉冲的频率增加,则层面的位置向梯度场高的一侧移动。

(2)梯度场不变,射频脉冲的带宽加宽,层厚增厚。

(3)射频脉冲的带宽不变,梯度场的场强增加,层厚变薄。

2.频率编码

在完成了层面选择后还必须进行层面内的空间定位编码。层面内的空间定位编码包括频率编码和相位编码。傅立叶变换可以区分出不同频率的MR信号,但首先必须让来自不同位置的 MR 信号包含有不同的频率,采集到混杂有不同频率的 MR 信号后,通过傅立叶变换才能解码出不同频率的 MR 信号,而不同的频率代表不同的位置。

以头颅的横断面为例,一般以前后方向为频率编码方向,在 MR 信号采集的时刻在前后方向上施加一个前高后低的梯度场,这样在前后方向上质子所感受到的磁场强度就不同,其进动频率即存在差别,前部的质子进动频率高,而后部的质子进动频率低。这样采集的 MR 信号中就包含有不同频率的空间信息,经傅立叶转换后不同频率的 MR 信号就被区分出来,分配到前后方向各自的位置上。

3.相位编码

在前后方向上施加了频率编码梯度场后,经傅立叶转换的 MR 信号仅完成了前后方向的空间信息编码,必须对左右方向的空间信息进行相位编码,才能完成层面内的二维定位。

相位编码与频率编码梯度场不同点包括以下两方面。

(1)梯度场施加方向不同,应该施加在频率编码的垂直方向上,如果频率编码梯度场施加在前后方向,则相位编码梯度场施加在左右方向。

(2)施加的时刻不同,频率编码必须在 MR 信号采集的同时施加,而相位编码梯度场必须在信号采集前施加,在施加相位梯度场期间,相位编码方向上(以左右方向为例)的质子将感受到不同强度的磁场(如左高右低),因而将出现左快右慢的进动频率,由于进动频率的不同,左右方向各个位置上的质子进动的相位将出现差别。这时关闭左右方向的相位编码梯度场,左右方向的磁场强度的差别消失,各个位置的质子进动频率也恢复一致,但前面曾施加过一段时间梯度场造成的质子进动的相位差别被保留下来,这时采集到的 MR 信号中就带有相位编码信息,通过傅立叶转换可区分出不同相位的 MR 信号,而不同的相位则代表左右方向上的不同位置。

由于傅立叶转换的特性,它区分不同频率的 MR 信号能力很强,但区分 MR 信号相位差别的能力较差,只能区分相位相差 $180°$ 的 MR 信号。所以 MR 信号的相位编码需要多次重复进行,如果是矩阵为 $256×256$ 的 MR 图像需进行 256 次相位编码方能完成,也就是说需要用不同的相位编码梯度场重复采集 256 个 MR 信号,不同的相位编码梯度场得到的 MR 信号也称相位编码线,填充在 K 空间相位编码方向上的不同位置上,经过傅立叶转换,才能重建出合乎空间分辨力要求的图像。

(四)MR 的加权成像

1.加权的概念

所谓加权即重点突出某方面的特性。之所以要加权是因为在一般的成像过程中,组织的各方面特性(如:质子密度、T_1值、T_2值)均对 MR 信号有贡献,几乎不可能得到仅纯粹反映组织一种特性的 MR 图像,通过利用成像参数的调整,使图像主要反映组织某方面特性,而尽量抑制组织其他特性对 MR 信号的影响,这就是"加权"。T_1加权成像是指这种成像方法重点突出组织纵向弛豫差别,而尽量减少组织其他特性如横向弛豫等对图像的影响;T_2加权成像重点突出组织的横向弛豫差别;质子密度加权像则主要反映组织的质子含量差别。

2.质子密度加权

质子密度加权主要反映不同组织间质子含量的差别。质子密度越高,MR信号强度越大。选用比组织 T_1 值显著长的 TR(1 500～2 500 毫秒),在很长的 TR 时间内所有质子在下一个 90°脉冲周期来到时已全部释放出能量,得到充分恢复,此时 MR 信号就和组织 T_1 无关(不受 T_1 影响),若再选用比组织 T_2 值明显短的 TE(15～25 毫秒),则 T_2 信号也较弱,此时的回波信号只受质子密度的影响。质子密度加权像是采用长 TR 和短 TE 来减少 T_1 和 T_2 的信号强度,而突出了质子密度信号。

3.T_2加权成像

T_2WI 主要反映组织横向弛豫的差别。在 T_2WI 上,组织的 T_2值越大,其MR 信号越强。在 SE 序列中如果选用很长的 TR,这样保证每一次 90°脉冲激发前各种组织的纵向磁化矢量都已回到平衡状态,就可以基本剔除组织的纵向弛豫对图像对比的影响。90°脉冲激发后,各组织的宏观横向磁化矢量将由于 T_2弛豫而发生衰减,由于各组织的 T_2弛豫快慢不一,在某同一时刻,各组织的宏观横向磁化矢量就会存在差别,利用 180°脉冲在一个合适的时刻,产生一个自旋回波,这样采集的 MR 信号主要反映各种组织残留宏观横向磁化矢量的差别,也即T_2弛豫差别,得到的图像即 T_2加权像。在1.5T机器上,TR 一般为 2 000～2 500 毫秒,TE 一般为 90～120 毫秒。

4.T_1加权成像

T_1WI 主要反映组织纵向弛豫的差别。在 T_1WI 上,组织的 T_1值越小,其MR 信号越强。在 SE 序列中如果选用很短的 TE 则基本剔除了组织 T_2值对图像对比的影响,而选择一个合适短的 TR,在每一次 90°脉冲激发前不同的组织由于纵向弛豫的快慢不同,已经恢复的宏观纵向磁化矢量就不同,90°脉冲后产生的宏观横向磁化矢量也不同,这时马上利用180°脉冲产生回波,采集的MR信号主要反映组织的纵向弛豫差别,即 T_1WI。在1.5T机器上,TR一般为300~600毫秒,TE一般为15~25毫秒。

(五)K空间的基本概念

1.K空间概念

K空间也称傅立叶空间,是带有空间定位编码信息的MR信号原始数据的填充空间。

2.K空间的基本特性

以矩阵为256×256的二维MR图像为例来介绍一下K空间的基本特性,在二维图像的MR信号采集过程中,每个MR信号的频率编码梯度场的大小和方向保持不变,而相位编码梯度场的方向和场强则以一定的步级发生变化,每个MR信号的相位编码变化1次,采集到的MR信号填充K空间Ky方向的一条线,因此把带有空间信息的MR信号称为相位编码线,也称K空间线或傅立叶线。

一般的K空间是循序对称填充的。填充 $K_y = -128$ 的MR信号的相位编码梯度场为左高右低,梯度场强最大。填充 $K_y = -127$ 的MR信号的相位编码梯度场仍为左高右低,但梯度场强有所降低。保持梯度场方向不变,但梯度场强逐渐降低。到填充 $K_y = 0$ 的MR信号时,相位编码梯度场等于零。此后相位编码梯度场方向变为右高左低,梯度场强逐渐升高,到采集填充 $K_y = +128$ 的MR信号时,相位编码梯度场强达到最高。K空间相位编码方向上 $K_y = 0$ 的两侧的各MR信号是镜像对称的,即 $K_y = -128$ 与 $K_y = +128$ 的相位编码梯度场强一样,但方向相反,以此类推。

从 K_y 方向看,填充在K空间中心的MR信号的相位编码梯度场为零($K_y = 0$),这时MR信号强度最大,主要决定图像的对比,而不能提供相位编码方向上的空间信息,这一条K空间线被称为零傅立叶线。而填充K空间最周边的MR信号的相位编码梯度场强度最大($K_y = -128$ 和 $K_y = +128$),得到的MR信号中各体素的相位差别最大,能提供相位编码方向的空间信息,而由于施加的梯度场强度大,MR信号的幅度很小,因而其MR信号主要反映图像的解剖细节,对图像的对比贡献较小。

从 K_x 方向看,即在每一条相位编码线的频率编码方向上,其数据是由从回波信号的采样得到的。因为回波信号在时序上是对称的,因此K空间的 K_x 方向也是对称的。

K 空间阵列中每一个点上的信息均含有全层 MR 信息,而图像阵列中的每个点(即像素)的信息仅对应层面内相应体素的信息。

3.K 空间的填充方式

常规 MRI 序列中,K 空间最常采用的填充方式为循序对称填充。

采用 K 空间中央优先采集技术,先采集填充 Ky=0 附近的一部分相位编码线,然后再采集 K 空间周边的相位编码线。在透视触发和对比增强磁共振血管成像(CE-MRA)时应用较多。

此外,K 空间还可以采用迂回轨迹、放射状轨迹和螺旋状轨迹等其他多种填充方式。

二、基本概念

(一)矩阵

矩阵是指 MR 图像层面内行和列的数目,也就是频率编码和相位编码方向上的像素数目。频率编码方向上的像素多少不直接影响图像采集时间;而相位编码方向的像素数目决定于相位编码的步级数,因而数目越大,图像采集时间越长。

MR 的矩阵有采集矩阵和重建矩阵两部分,图像重建时利用内插技术可使重建矩阵大于采集矩阵。在一般的序列中,相位编码方向的点阵总是小于或等于频率编码方向的点阵,如频率方向的点阵 256,则相位编码方向的点阵只能等于或<256。在调整采集矩阵的时候需要注意以下几点。

(1)在 FOV 不变的情况下,矩阵越大空间分辨率越高。

(2)在 FOV 不变的情况下,矩阵越大图像的信噪比越低。

(3)相位编码方向矩阵越大,采集时间越长。

(4)在其他参数不变的前提下频率编码方向的矩阵越大,一般认为不直接增加采集时间,但会间接延长采集时间。

(5)像素的实际大小是由 FOV 与矩阵双重因素决定的,因此在调整矩阵时,应该根据空间分辨率的具体要求,结合 FOV 来设置矩阵。

(6)在设置矩阵时还需要考虑场强的因素,因为场强会直接影响图像的信噪比。

(二)FOV

FOV 是指 MR 成像的实际范围,即图像区域在频率编码方向和相位编码方向的实际尺寸。在矩阵不变的情况下,FOV 越大,成像体素越大,图像层面内的空间分辨率越低。

一般的 FOV 是正方形的,但有些解剖部位各方向径线是不同的,如腹部横断面的前后径明显短于左右径,如果采用正方形 FOV,前后方向有较大的区域空间编码是浪费的,如果采用前后径短左右径长的矩形 FOV,如 30 cm×40 cm,则可充分利用 FOV。矩形 FOV 的短径只能选择在相位编码方向上,采用矩形 FOV 后,在空间分辨率保持不变的情况下,需要进行的相位编码步级数减少,因而采集时间成比例缩短。

设置 FOV 时应注意以下几点。

(1)根据检查需要确定 FOV。

(2)在体积较大解剖部位进行局部精细扫描时,应选用较小的 FOV,此时应选用无相位卷褶技术,以防扫描野范围以外部分的解剖部位影像卷褶到图像的另一端。

(3)采用矩形 FOV 时应将解剖径线较短的方向设置为相位编码方向。

(4)在矩阵不变的前提下,FOV 越大图像的信噪比越高,但空间分辨率越低。

(三)信噪比

信噪比是指图像的信号强度与背景随机噪声强度之比。它是 MRI 最基本的质量参数。所谓信号强度是指某一感兴趣区内各像素信号强度的平均值;噪声是指同一感兴趣区等量像素信号强度的标准差。

临床上 SNR 可用下列方式来计算:

$SNR = SI_{组织} / SD_{背景}$,式中 $SI_{组织}$ 为组织某感兴趣区信号强度的平均值;$SD_{背景}$ 为背景噪声的标准差,其检测方法是在图像相位编码方向上视野内组织外选一感兴趣区,SD 为该感兴趣区信号强度的标准差。

影响图像 SNR 的因素有主磁场强度、脉冲序列、TR、TE、NEX、层厚、矩阵、FOV 等。

单一因素改变时 SNR 变化的一般规律如下。

(1)SNR 与主磁场强度成正比。

(2)自旋回波类序列的 SNR 一般高于 GRE 类序列。

(3)TR 延长,SNR 升高。

(4)TE 延长,SNR 降低。

(5)SNR 与 NEX 的平方根成正比。

(6)FOV 增大,SNR 升高。

(7)矩阵增大,SNR 降低。

(8)层厚增加,SNR 增加。

提高图像 SNR 的基本原则是提高受检组织的信号强度和降低噪声。

(四)对比噪声比

MR 图像另一个重要的质量参数是对比度,对比度是指两种组织信号强度的相对差别,差别越大则图像对比越好。在临床上对比度常用对比噪声比(contrast to noise ratio,CNR)表示。

CNR 是指两种组织信号强度差值与背景噪声的标准差之比。具有足够信噪比的 MR 图像,其 CNR 受 3 个方面的影响。

(1)组织间的固有差别,即两种组织的 T_1 值、T_2 值、质子密度、运动等的差别,差别大者则 CNR 较大,对比较好。如果组织间的固有差别很小,即便检查技术用得最好,CNR 也很小。

(2)成像技术,包括场强、所用序列、成像参数等,选择合适的序列及成像参数可提高图像的 CNR。

(3)人工对比,有的组织间的固有差别很小,可以利用对比剂的方法增加两者间的 CNR,提高病变的检出率。

(五)图像均匀度

图像的均匀度非常重要,均匀度是指图像上均匀物质信号强度的偏差,偏差越大说明均匀度越低。均匀度包括信号强度的均匀度、SNR 均匀度、CNR 均匀度。在实际检测中可用水模来进行,可在视野内取5个以上不同位置的感兴趣区进行测量。

三、脉冲序列

(一)基本概念

影响组织 MR 信号强度的因素是多种多样的,如组织的质子密度、T_1 值、T_2 值、化学位移、液体流动、水分子扩散运动等都将影响其信号强度,如果这些影响因素掺杂在一起,通过图像的信号强度分析很难确定到底是何种因素造成的信号强度改变,因此不利于诊断。可以通过调整成像参数来确定何种因素对组织的信号强度及图像的对比起决定性作用。

可以调整的成像参数主要是射频脉冲、梯度场及信号采集时刻。射频脉冲的调整主要包括带宽(频率范围)、幅度(强度)、何时施加及持续时间等;梯度场的调整包括梯度场施加方向、梯度场场强、何时施加及持续时间等。因此把射频脉冲、梯度场和信号采集时刻等相关各参数的设置及其在时序上的排列称为MRI 的脉冲序列。

　　一般脉冲序列由五部分组成,即射频脉冲、层面选择梯度场、相位编码梯度场、频率编码梯度场及 MR 信号。

　　脉冲序列分为 FID 序列、自旋回波序列、梯度回波序列、杂合序列(采集到的MR 信号有两种以上的回波)。

(二)自旋回波序列

自旋回波(SE)序列是 MRI 的经典序列。

1.SE 序列的结构

SE 序列是由一个 90°射频脉冲后随一个 180°聚焦脉冲组成的,90°脉冲产生一个最大的宏观横向磁化矢量,然后利用 180°聚焦脉冲产生一个自旋回波。把90°脉冲中点到回波中点的时间间隔定义为回波时间(TE);把两次相邻的 90°脉冲中点的时间间隔定义为重复时间(TR)。

2.对比影响因素

临床成像时操作者根据需要可在一定范围内选择 SE 序列的 TR 和 TE。TE 实际上是 90°射频脉冲激发后到自旋回波产生的时间。90°射频脉冲激发后,组织中将产生一个最大的宏观横向磁化矢量,90°脉冲关闭后,组织将发生横向弛豫,其横向磁化矢量将逐渐衰减。如果在 90°脉冲激发后立即采集回波信号(选择很短的 TE),这时所有组织都还没有来得及发生横向弛豫(T_2弛豫),采集到的信号中就不会带有组织 T_2弛豫的信息,也就是说很短的 TE 可以基本剔除组织 T_2弛豫对图像的影响。如果 90°脉冲关闭后,等到很久才去采集回波信号(选择很长的 TE),这时所有组织的横向磁化矢量都已经完全衰减,线圈将探测不到 MR 信号。如果在 90°脉冲关闭后,等待一段合适长的时间去采集回波信号(选择合适长的 TE),这时不同组织由于 T_2弛豫快慢不同残留下来的宏观横向磁化矢量大小就会不同,所采集的回波信号中将带有不同组织的 T_2弛豫信息。可见 TE 决定图像的 T_2弛豫成分,这里还要强调很短的 TE 可以剔除组织 T_2弛豫对图像对比的影响,合适长的 TE 将使组织的 T_2弛豫对图像对比产生影响。

　　TR 实际上是一次 90°脉冲激发到下一次 90°脉冲激发的等待时间,在这个等待过程中,回波信号已经采集完毕,而且回波采集完毕后还需要继续等待一段时间才施加下一个 90°脉冲,如果等待时间很长(选择很长的 TR),下一个 90°脉冲激发时,所有组织的宏观纵向磁化矢量已经完全恢复(T_1弛豫全部完成),90°脉冲激发产生的宏观横向磁化矢量中就不会带有不同组织 T_1 弛豫差别的信息,很长的 TR 可以基本剔除组织 T_1 弛豫对图像对比的影响。如果这个等待时间很短(选择很短的 TR),所有组织还没有来得及发生 T_1 弛豫,下一个 90°脉冲激发时组织中就没有足够的宏观纵向磁化矢量,90°脉冲激发后组织中将不会产生宏观横向磁化矢量,线圈也就探测不到回波信号。如果等待时间足够短(选择合适短的 TR),由于 T_1 弛豫速度不同,下一个 90°脉冲激发时不同组织中已经恢复的宏观纵向磁化矢量大小就不同,90°脉冲激发后不同组织产生的宏观横向磁化矢量就不同,所采集的回波信号中就带有组织 T_1 弛豫的信息。可见 TR 可以基本剔除组织 T_1 弛豫对图像对比的影响,而合适短的 TR 将使组织的 T_1 弛豫对图像对比产生影响。

(三)快速自旋回波脉冲序列

1.快速自旋回波(FSE)技术

SE 序列在一次 90°射频脉冲后利用一次 180°复相脉冲,仅产生一个自旋回波信号,那么一幅矩阵为 $256×256$ 的图像需要 256 次 90°脉冲激发(NEX＝1 时),即需要 256 次 TR,每次激发采用不同的相位编码,才能完成 K 空间的填充。与之不同的是,FSE 序列在一次 90°射频脉冲激发后利用多个(2个以上)180°复相脉冲产生多个回波,每个回波的相位编码不同,填充 K 空间的不同位置。

由于一次 90°脉冲后利用多个 180°脉冲,因而产生的不是单个回波,而是一个回波链,一次 90°脉冲后利用多少个 180°脉冲就会有多少个自旋回波产生,把一次 90°脉冲后所产生的自旋回波数目定义为 FSE 序列的回波链长度。在其他成像参数不变的情况下,ETL 越长,90°脉冲所需要的重复次数越少(即 TR 次数越少),采集时间将成比例缩短,如果 ETL＝n,则该 FSE 序列的采集时间为相应 SE 序列的 1/n,所以 ETL 也称为时间因子。

2.FSE 序列的优、缺点

(1)优点:①成像速度快于 SE 序列。②对磁场不均匀性不敏感,磁敏感伪影减少。③运动伪影减少。

(2)缺点:①T_2加权的脂肪信号高于 SE 序列的 T_2WI。回波链越长,回波间隙越小,脂肪组织信号强度增加越明显。②由于回波信号的幅度不同导致图像模糊。③能量沉积增加:因使用多个 180°脉冲而引起人体能量的累积,特殊吸收率(SAR)增加,可引起体温升高等不良反应。④不利于一些能够增加磁场不均匀的病变(如出血等)的检出。⑤因回波链中每个回波信号的 TE 不同,与 SE 序列相比,FSE 序列的对比将有不同程度的降低。

(四)反转恢复脉冲序列

用 180°射频脉冲对组织进行激发,使组织的宏观纵向磁化矢量偏转 180°,即偏转到与主磁场相反的方向上,因此该 180°脉冲也称为反转脉冲。把具有 180°反转预脉冲的序列统称为反转恢复脉冲序列。

有 180°反转预脉冲的序列具有以下共同特点。

(1)由于 180°脉冲后组织纵向弛豫过程延长,组织间的纵向弛豫差别加大,即 T_1 对比增加。

(2)180°脉冲后,组织的纵向弛豫过程中,其纵向磁化矢量从反向(主磁场相反方向)最大逐渐变小到零,而后从零开始到正向(主磁场相同方向)逐渐增大到最大,如果当某组织的纵向磁化矢量到零的时刻给予 90°脉冲激发,则该组织由于没有宏观纵向磁化矢量,因此没有横向磁化矢量产生,该组织就不产生信号,利用这一特点可以选择性抑制某种 T_1 值的组织信号。

(3)选择不同的反转时间(TI)可以制造出不同的对比,也可选择性抑制不同 T_1 值的组织信号。

1.反转恢复(inversion recovery,IR)序列

IR 序列是个 T_1WI 序列,该序列先施加一个 180°反转预脉冲,在适当的时刻施加一个 90°脉冲,90°脉冲后马上施加一个 180°复相脉冲,采集一个自旋回波,实际上就是在 SE 序列前施加一个 180°反转预脉冲。IR 序列中,把 180°反转脉冲中点到 90°脉冲中点的时间间隔定义为 TI,把 90°脉冲中点到回波中点的时间间隔定义为 TE,把相邻的两个 180°反转预脉冲中点的时间间隔定义为 TR。为了保证每次 180°反转脉冲前各组织的纵向磁化矢量都能基本回到平衡状态,要求 TR 足够长,至少相当于 SE T_2WI 或 FSE T_2WI序列的 TR 长度。因此 IR 序列中 T_1 对比和权重不是由 TR 决定的,而是由 TI 来决定的。

2.快速反转恢复(fast inversion recovery,FIR)序列

了解反转脉冲的原理和 IR 序列后,FIR 序列的理解就非常简单了,IR 序列是由一个 180°反转预脉冲后随一个 SE 序列构成的,而 FIR 序列则是一个 180°反转预脉冲后随一个 FSE 序列构成的。由于 FIR 序列中有回波链的存在,与 IR 相比,成像速度大大加快了,相当于 FSE 与 SE 序列的成像速度差别。

(五)梯度回波脉冲序列

梯度回波是一种 MR 成像的回波信号,即其强度是从小变大,到峰值后又逐渐变小。自旋回波的产生是利用了 180°复相脉冲,而梯度回波的产生则与之不同。

梯度回波是在射频脉冲激发后,在读出方向即频率编码方向上先施加一个梯度场,这个梯度场与主磁场叠加后将造成频率编码方向上的磁场强度差异,该方向上质子的进动频率也随之出现差异,从而加快了质子的失相位,组织的宏观横向磁化矢量很快衰减到零,这一梯度场被称为离相位梯度场。这时立刻在频率编码方向施加一个强度相同方向相反的梯度场,原来在离相位梯度场作用下进动频率慢的质子进动频率加快,原进动频率快的质子进动频率减慢,这样由于离相位梯度场造成的质子失相位将逐渐得到纠正,组织的宏观横向磁化矢量逐渐恢复,经过与离相位梯度场作用相同的时间后,因离相位梯度场引起的质子失相位得到纠正,组织的宏观横向磁化矢量逐渐恢复直到信号幅度的峰值,这一梯度场称为聚相位梯度场。

在聚相位梯度场的继续作用下,质子又发生反方向的离相位,组织的宏观横向磁化矢量又开始衰减直至到零。这样产生一个信号幅度从零到大又从大到零的完整回波。由于这种回波的产生是利用梯度场的方向切换产生的,因此称为梯度回波。

1.梯度回波序列的特点

(1)小角度激发,加快成像速度。在梯度回波中一般采用<90°射频脉冲对成像组织进行激发,即采用小角度激发。射频脉冲施加后组织的宏观磁化矢量偏转的角度取决于射频脉冲的能量(由射频的强度和持续时间决定),小角度激发就是给组织施加的射频脉冲能量较小,造成组织的宏观磁化矢量偏转角度<90°。在实际应用中,通常称小角度脉冲为 α 脉冲,α 角常介于 10°～90°之间。

小角度激发有以下优点:①脉冲的能量较小,SAR 值降低;②产生宏观横向磁化矢量的效率较高,与 90°脉冲相比,30°脉冲的能量仅为 90°脉冲的 1/3 左右,但产生的宏观横向磁化矢量达到 90°脉冲的 1/2 左右;③小角度激发后,组织可以残留较大的纵向磁化矢量,纵向弛豫所需要的时间明显缩短,因而可选用较短的 TR,从而明显缩短 TA,这就是梯度回波序列相对 SE 序列能够加快成像速度的原因。

(2)反映的是 T_2^* 弛豫信息而非 T_2 弛豫信息。SE 序列的 180°脉冲可剔除主磁场不均匀造成的质子失相位从而获得真正的 T_2 弛豫信息。GRE 序列中施加的离相位梯度场将暂时性的增加磁场的不均匀性,从而加速了质子失相位,因此 GRE 序列中离相位梯度场施加后,质子的失相位是由 3 个原因引起的:①组

织真正的 T_2 弛豫;②主磁场不均匀;③离相位梯度场造成的磁场不均匀。GRE 序列中的聚相位梯度场只能剔除离相位梯度场造成的质子失相位,但并不能剔除主磁场不均匀造成的质子失相位,因而获得的只能是组织的 T_2^* 弛豫信息而不是 T_2 弛豫信息。

(3)GRE 序列的固有信噪比较低。射频脉冲关闭后宏观横向磁化矢量的衰减(即 T_2^* 弛豫)很快,明显快于 T_2 弛豫。GRE 序列利用梯度场切换产生回波,因而不能剔除主磁场不均匀造成的质子失相位,因此在相同的 TE 下,GRE 序列得到的回波的幅度将明显低于 SE 序列。另一方面,GRE 序列常用小角度激发,射频脉冲激发所产生的横向磁化矢量本来就比 SE 序列小。

(4)GRE 序列对磁场的不均匀性敏感。在 GRE 序列中,回波的产生依靠梯度场的切换,不能剔除主磁场的不均匀造成的质子失相位。因此,GRE 序列对磁场的不均匀性比较敏感。这一特性的缺点在于容易产生磁化率伪影,特别是在气体与组织的界面上。优点在于容易检出能够造成局部磁场不均匀的病变,如出血等。

(5)GRE 序列中血流常呈现高信号。

2.常规 GRE 序列有两个特点

(1)射频脉冲激发角度<90°。

(2)回波的产生依靠读出梯度场(即频率编码梯度场)切换。把小角度脉冲中点与回波中点的时间间隔定义为 TE;把两次相邻的小角度脉冲中点的时间间隔定义为 TR。

3.扰相 GRE 序列的原理

当 GRE 序列的 TR 明显大于组织的 T_2 值时,下一次 α 脉冲激发前,组织的横向弛豫已经完成,即横向磁化矢量几乎衰减到零,这样前一次 α 脉冲激发产生的横向磁化矢量将不会影响后一次 α 脉冲激发所产生的信号。但当 TR 小于组织的 T_2 值时,下一次 α 脉冲激发前,前一次 α 脉冲激发产生的横向磁化矢量尚未完全衰减,这种残留的横向磁化矢量将对下一次 α 脉冲产生的横向磁化矢量产生影响,这种影响主要以带状伪影的方式出现,且组织的 T_2 值越大、TR 越短、激发角度越大,带状伪影越明显。

为了消除这种伪影,必须在下一次 α 脉冲施加前去除这种残留的横向磁化矢量,采用的方向就是在前一次 α 脉冲的 MR 信号采集后,下一次 α 脉冲来临前对质子的相位进行干扰,消除这种残留的横向磁化矢量。

与常规 GRE 序列相比,扰相 GRE 序列唯一的不同就是在前一次 α 脉冲的回波采集后,下一次α脉冲来临前,在层面选择方向、相位编码方向及频率编码方向都施加了一个很强的梯度场,人为造成磁场不均匀,加快了质子失相位,以彻底消除前一次 α 脉冲的回波采集后残留的横向磁化矢量。

4.常规 GRE 序列和扰相 GRE 序列的加权成像

与自旋回波类序列一样,利用常规 GRE 或扰相 GRE 序列可以进行加权成像,但由于施加的射频脉冲以及产生回波的方式不同,GRE 序列与自旋回波类序列也存在一些差别。

(1)一般自旋回波类序列均采用 90°脉冲激发,因此图像的纵向弛豫成分(即 T_1 成分)由 TR 决定。而在 GRE 序列,激发角度<90°,且激发角度可随时调整,因此 GRE 序列图像的 T_1 成分受 TR 和激发角度双重调节。

(2)由于采用小角度激发,组织纵向弛豫所需的时间缩短,因此相对 SE 类序列来说,GRE 序列可选用较短的 TR。

(3)GRE 序列图像的横向弛豫成分(即 T_2 成分)也由 TE 来决定,但由于 GRE 序列采集的回波未剔除主磁场不均匀造成的质子失相位,仅能反映组织 T_2^* 弛豫信息,因此利用 GRE 序列仅能进行 $T_2^* WI$,而得不到 $T_2 WI$。

(六)平面回波成像序列

平面回波成像(echo planar imaging,EPI)是目前最快的 MR 信号采集方式,利用单次激发 EPI 序列可在数十毫秒内完成一幅图像的采集。

1.EPI 技术

EPI 是在梯度回波的基础上发展而来的,EPI 技术本身采集到的 MR 信号也属于梯度回波。一般的梯度回波是在一次射频脉冲激发后,利用读出梯度场的一次正反向切换产生一个梯度回波;EPI 技术则与之不同,它是在一次射频脉冲激发后,利用读出梯度场的连续正反向切换,每次切换产生一个梯度回波,因而将产生多个梯度回波而有回波链的存在。因此,实际上 EPI 可以理解成“一次射频脉冲激发采集多个梯度回波”。

EPI 是在射频脉冲激发后利用梯度场连续的正反向切换,从而产生一连串梯度回波。利用相位编码梯度场与读出梯度场相互配合,完成空间定位编码。

由于 EPI 回波是由读出梯度场的连续正反向切换产生的,因此产生的信号在 K 空间内填充是一种迂回轨迹。这种 K 空间迂回填充轨迹需要相位编码梯度场与读出梯度场相互配合方能实现,相位编码梯度场在每个回波采集结束后施加,其持续时间的中点正好与读出梯度场切换过零点时重叠。

EPI 序列利用读出梯度场连续切换产生回波,先施加的是反向的离相位梯度场,然后切换到正向,成为聚相位梯度场,产生第一个梯度回波,正向梯度场施加的时间过第一回波中点后,实际上又成为正向的离相位梯度场,施加一定时间后,切换到反向,这时反向梯度场成为聚相位梯度场,从而产生与第一个回波方向相反的第二个梯度回波,反向梯度场施加的时间过第二个回波中点后又成为反向离相位梯度场。如此周而复始,产生一连串正向和反向相间的梯度回波,正由于 EPI 序列中这种正向和反向相间的梯度回波链,决定了其 MR 原始数据在 K 空间中需要进行迂回填充。

2.EPI 序列分类

EPI 序列的分类方法主要有两种:一种按激发次数分类;另一种按 EPI 准备脉冲分类。

(1)按激发次数分类:系指按一幅图像需要进行射频脉冲激发的次数,故可分为多次和单次激发 EPI。

多次激发 EPI(MS-EPI)是指一次射频脉冲激发后利用读出梯度场连续切换采集多个梯度回波,填充 K 空间的多条相位编码线,需要多次射频脉冲激发和相应次数的 EPI 采集及数据迂回填充才能完成整个 K 空间的填充。

(2)按 EPI 准备脉冲分类:EPI 本身只能算是 MR 信号的一种采集方式,并不是真正的序列,EPI 技术需要结合一定的准备脉冲方能成为真正的成像序列。其中有:

梯度回波 EPI(GRE-EPI)序列是最基本的 EPI 序列,结构也最简单,是在 90°脉冲后利用 EPI 采集技术采集梯度回波链。GRE-EPI 序列一般采用 SS-EPI 方法来采集信号。GRE-EPI 序列一般用作 T_2^*WI 序列。

自旋回波 EPI 序列:如果 EPI 采集前的准备脉冲为一个 90°脉冲后随一个 180°脉冲,即自旋回波序列方式,则该序列被称为 SE-EPI 序列。180°脉冲将产生一个标准的自旋回波,而 EPI 方法将采集一个梯度回波链,一般把自旋回波填充在 K 空间中心,而把 EPI 回波链填充在 K 空间其他区域。由于与图像对比关系最密切的 K 空间中心填充的是自旋回波信号,因此认为该序列得到的图像能够反映组织的 T_2 弛豫特性,因此该序列一般被用作 T_2WI 或弥散加权成像(DWI)序列。SE-EPI 序列可以是 MS-EPI,也可以是 SS-EPI。

反转恢复 EPI 序列:所谓反转恢复 EPI(IR-EPI)序列是指 EPI 采集前施加的是 180°反转恢复预脉冲。实际上 IR-EPI 有两种:①在 GRE-EPI 序列前施加 180°反转预脉冲,这种序列一般为 ETL 较短(4<ETL<8)的 MS-EPI 序列,常用作超快速 T_1WI 序列,利用 180°反转预脉冲增加 T_1 对比,利用短 ETL 的 EPI 采集技术不但加快了采集速度,也可选用很短的 TE 以尽量剔除 T*2 弛豫对图像

对比的污染。②在 SE-EPI 前施加 180°反转预脉冲,这种序列可以采用 SS-EPI 或 MS-EPI,可作为 FLAIR 或 DWI 序列。

四、扫描参数

(一)层厚与层间距

1.层厚

层厚是由层面选择梯度场强和射频脉冲的带宽来决定的,在二维图像中,层厚即被激发层面的厚度。

(1)层厚与 MRI 图像质量及采集速度密切相关:层厚越厚,图像的空间分辨率越低;层厚越厚,图像的信噪比越高;层厚越厚,所需采集的层数越少,会相应缩短图像的采集时间。

(2)设置层厚时应注意:①与设备场强有关,低场机二维成像一般多采用大于 5 mm 层厚,而高场机则多可采用<5 mm 层厚。②层厚设置与受检的脏器大小有关。③层厚的设置与病灶的大小有关。④当二维图像采集薄层扫描信噪比太低时,采用三维采集模式能大大提高图像的信噪比。

2.层间距

层间距是指相邻两个层面之间的距离。MR 的层面成像是通过选择性的射频脉冲来实现的,由于受梯度场线性、射频脉冲的频率特性等影响,实际上扫描层面附近的质子也会受到激励,这样就会造成层面之间的信号相互影响,这种效应被称为层间交叉干扰。利用三维采集模式则没有层间距;二维采集模式时,为了避免层间干扰常需要有一定的层间距。

层间距增加,层间干扰减少;所需的层数可减少,从而缩短采集时间;图像在层面方向的空间分辨率降低,层间距较大时会遗漏病灶。

(二)扫描方位

扫描方位的正确与否对于充分显示病灶及其特征至关重要。CT 只能扫横轴位图像,而 MR 可任意方位扫描。不同的解剖部位应采用不同的扫描方位,其原则如下。

(1)轴位扫描是大部分脏器扫描的主要方位,MR 扫描一般至少应扫两个以上扫描方位。

(2)病变处于边缘部位时扫描层面应垂直于病变与脏器的接触面,以保证在层面内可看到病变与相应脏器正常组织。

(3)长条状结构的扫描层面应尽量平行于该结构的走向。

（4）显示血管内的流动效应，无论是流入性增强效应还是流空效应，扫描层面应尽量垂直于液体流动方向。

（5）观察左右对称性结构主要采用横轴位及冠状位扫描。

（6）两个方位都能显示病变时应选用采集时间更短的方位。

（三）相位编码方向

相位编码方向的选择是 MRI 的重要技术，对于减少成像伪影及缩短成像时间至关重要。

（1）选择扫描层面上解剖径线较短的方向为相位编码方向，这样既可减少卷褶伪影也可缩短成像时间。相位编码方向 FOV 减少 25%，能节省 1/4 扫描时间。

（2）除化学位移伪影发生于频率编码方向外，其余大多数伪影均发生于相位编码方向上，因此选择相位编码方向时应尽量避免伪影重叠于主要观察区。

（3）当根据解剖径线选择相位编码方向与伪影对图像的影响产生矛盾时，应优先选择减少伪影的方向为相位编码方向。

（4）选择相位编码方向时还应考虑受检脏器在不同方向上对空间分辨率的要求。

（四）采集带宽

采集带宽是指系统读出回波信号的频率，也就是单位时间内能够采集的采样点数。在回波采集点数一定的前提下，采集带宽越宽，采集一个回波所需要的时间越短。回波的读出（采样）是在施加频率编码（读出）梯度场过程中进行的，采集带宽越宽，回波采样速度越快，频率编码（读出）梯度所需施加的时间越短，但需要增加梯度场的强度，因此采集带宽实际上与频率编码梯度的频率带宽是一致的。

增加采集带宽可带来以下变化。

（1）缩短每个回波的采集时间。

（2）对于单回波的序列可以缩小最短的 TE，有利于快速 T_1WI 扫描。

（3）对于有回波链的序列，（如 FSE、EPI 等），可以缩短回波间隙（ES）。

（4）单回波的最短 TE 缩短或回波链的 ES 缩短后，可通过缩短 TR 和延长 ETL 来缩短序列的采集时间。

（5）图像的化学位移伪影减轻。

（6）增加采样带宽后将采集到更多的噪声，图像的信噪比降低。

增加采集带宽是为了加快采集速度或减少化学位移伪影；而减少采集带宽是为了增加图像的信噪比。

第二章

乳腺疾病的X线诊断

第一节　乳腺纤维腺病

本病罕见,且尚未被公认为一独立病变。它为一良性、局限性、无包膜的乳腺间质增生,形成一肿瘤样块。

一、临床概述

本病多见于 20～50 岁的妇女,绝经期后则绝少发生。Haagensen 的 38 个病例中,患者最小23 岁,最大 54 岁,平均年龄 39.5 岁,40～49 岁组占全部病例的 44.7％。由于本病好发生在卵巢功能活跃时期,故有人推测内分泌紊乱可能是引起发病的原因。

病变多位于乳腺的外上方,可有双侧对称性发病趋势。Haagensen 的 38 例中,5 例为双侧对称性。但尚无同一侧乳房多处发病者。

肉眼见肿块边界不清,无包膜,常呈不规则盘状,直径多数仅 2～3 cm,少有超过 5 cm 者。切面呈坚实、致密、质地均匀的白色纤维组织。

临床上,本病多见于较大而下垂的乳房中。乳晕区常有毛发。患者多显示有某种内分泌功能障碍。如 Haagensen 的 38 例中 7 例未婚,15 例婚后从未妊娠,另 16 例总共生育 22 名儿童。除触到一无痛性肿块外,患者常无其他症状。肿块可为囊样或似腺纤维瘤,但边界不清,呈不规则盘状,不像囊肿或腺纤维瘤那样是圆形的。

二、影像学表现

X 线上显示病变区为一局限致密阴影,无明确境界,较小时极易被忽略,较大者易被认为是腺体的一部分或腺体增生,罕见能单纯根据 X 线片而做出诊断者。一种极少见的情况是弥漫性纤维增生,Wolfe 称之为"乳房纤维化",整个乳房呈现均匀致密,无任何脂肪组织或仅有一薄层的皮下脂肪层,此种改变在 X 线上颇具特征(图 2-1)。

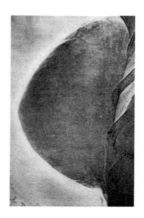

图 2-1 乳腺纤维化

第二节 乳腺囊性增生症

一、临床概述

由于病理诊断标准不一,有关囊性增生症发病率及癌变率的各家报告可有很大出入。如 Haagensen 报告本病占乳腺所有病变的首位,在 Presbyterian 医院的 1941—1950 年 10 年间,共有 1 196 例本病,同时期内乳腺癌为 991 例,腺纤维瘤是 440 例。尸检研究显示,本病的发病率甚至比临床还高。如 1932 年 Borchardt 及 Jaffe 报道在 100 例 40 岁以上无乳腺病变临床证据的妇女中,93% 镜下可见囊性病。1936 年 Franzas 解剖 100 名 19~80 岁女尸,55% 有镜下的囊性病,25% 为双侧性。1951 年 Frantz 研究了 225 名无乳腺病变临床证据的女尸,肉眼 19% 见囊肿(囊肿 2 mm 以上),其中半数是双侧性的,另有 34% 镜下见囊肿,故总数达 53% 可见囊肿。

如果将本病的病理诊断尺度掌握较严,则其发病率低于乳腺癌和腺纤维瘤。如张天泽统计天津肿瘤医院 1953—1963 年 11 年间有病理证实的乳腺病变中,增生症占第三位,次于癌和良性肿瘤,仅占总例数的 6.4%。

按天津肿瘤医院病理科的诊断标准,囊性增生症包括囊肿、乳管上皮增生、乳头状瘤或乳头状瘤病、腺管型腺病和大汗腺样变 5 种病变,它们之间有依存关系,但不一定同时都存在。此外,间质亦呈增生,主要是腺管周围的纤维组织增生,腺泡周围的纤维组织亦可增生,常合并有不同程度的淋巴细胞浸润。

大体标本中可见乳腺的一部分或全部有大小不等、软硬不一的多发囊肿,小者仅在镜下可见,大者可达数厘米直径,多数囊肿在 0.01~1 cm。囊肿呈灰白色或蓝色,囊壁厚薄不均。囊内为清亮浆液、混浊液、稠绿乳样液或乳酪样物。囊内亦常见有乳头状瘤或瘤块,有时成分叶状,大时可填满囊腔。大囊内可含有多个小囊,互相沟通。

临床上,本病多见于 40 岁左右的患者,自发病至就诊的期限可自数天至十余年,平均病期约 3 年。最主要的症状和体征是出现肿块,可单发或多发,能自由推动。囊肿感染时可与周围组织发生粘连,感染邻近乳头时可使乳头回缩。若囊肿多发,触诊时即呈所谓"多结节乳房"。

在囊性增生症中,5%~25% 可合并有乳头溢液。溢液性质主要为浆液性或浆液血性,血性溢液者较少。少数患者一个或多个乳管口溢液为本病的唯一阳性表现。

疼痛不多见,约不足 1/3 者有之,多在乳管开始扩张时出现,一旦囊肿形成,疼痛即逐渐消失。疼痛多数不严重,仅为局部隐痛或刺痛。

二、影像学表现

X 线上每因增生成分不同而表现各异。当乳腺小叶增生时,小叶内的乳管、腺泡数目增加(在低倍镜野中超过 30 个),或乳腺小叶数目增多(在低倍镜野中超过 5 个),片上即呈现多数斑点状阴影,酷似一 P_2 型乳房,亦可能在 X 线上无明显阳性发现。

在腺病或硬化性腺病中,末端乳管或腺泡增多、密集,小叶变形,纤维组织亦有明显增生。此时,X 线上表现为某些区域或整个乳房有弥漫而散在的小的致密区,1 至数厘米大小,无明确边界,亦不形成肿块阴影。某些致密影可互相融合,形成较大片的致密区。少数可形成似肿块样的阴影,颇为致密,但缺乏锐利的边缘。钙化较常见,大小从勉强能辨认的微小钙点至 2~4 mm 直径,轮廓多光滑而类似球形或环形,分布广泛而比较散在。若钙化较局限而密集,则易被误认为乳腺癌的钙化(见图 2-2,图 2-3)。

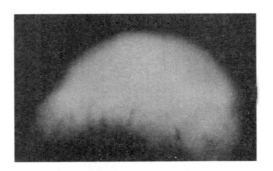

图 2-2　乳腺硬化性腺病,全乳致密

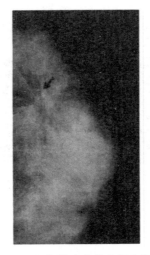

图 2-3　硬化性腺病伴有细小钙化

当小乳管高度扩张而形成囊肿时,X线上即可能见到囊肿阴影。唯国人多数为微小囊肿,仅在镜下可见,故 X 线片上亦无法显示。少数(约 22%)囊肿可超过 2 mm 直径,肉眼下可见,X 线片上亦有可能显示。X 线上,囊肿可表现为局限性或弥漫性遍布全乳。前者囊肿多较大,常超过 1 cm 直径,大者可达 2～8 cm直径,可单或多发,常呈球形,边缘光滑、锐利,密度则近似腺纤维瘤,可均匀或不均匀。极少数病例因囊内含乳酪样物而表现为脂肪样透亮阴影。若囊肿较密集,则可因各囊肿之间的互相挤压,使囊肿呈新月状表现,或在球形阴影的某一边缘有一弧形缺损(图 2-4,图 2-5,图 2-6)。钙化很罕见,若有,则多发生在较大囊肿的囊壁上,呈线样钙化。弥漫性者可累及乳房的大部或全部,多系微小囊肿,X 线上常未能显示出来,或仅见数个散在的小囊肿。

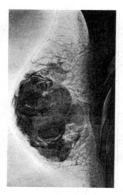

图 2-4　囊性增生症(一)

干板摄影,各囊肿之间互相挤压,使囊肿呈"新月状"

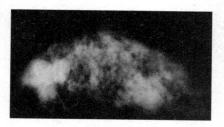

图 2-5　囊性增生症(二)

多发圆形结节,边缘光滑、锐利

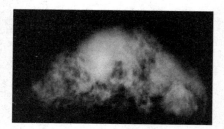

图 2-6　囊性增生症(三)

多发结节与腺体重叠,边缘模糊

　　囊性增生在 X 线上应与良性肿瘤(如多发腺纤维瘤)或癌鉴别。囊性增生一般为双侧性发病。较密集的大型囊肿,可凭借其边缘的特征性弧形压迹而有别于多发腺纤维瘤。孤立分隔的囊肿一般皆是球形,边缘光滑而密度较腺纤维瘤略淡,亦不像腺纤维瘤那样可略呈分叶状。边缘线样钙化亦为诊断囊肿的特征性 X 线所见,而腺纤维瘤的钙化多呈颗粒状或融合型,位于块影内。

　　硬化性腺病而有较密集的微小钙化时,极易被误诊为癌。但一般前者的病变边缘较模糊,亦缺乏毛刺等其他恶性征象。

　　局限性的增生应与浸润型乳腺癌鉴别。前者无血运增加、皮肤增厚及毛刺等恶性征象出现,若有钙化,亦多较散在,不像癌瘤那样密集,且增生多系双侧性,必要时可拍对侧对比。造成 X 线上最大的困难是致密的增生阴影常可将癌瘤的块影遮蔽,从而造成乳腺癌的假阴性诊断。此外,囊性增生症约有 19% 发生癌变,要区别出哪一个区域已有癌变,无论临床及 X 线均有一定困难。

第三节　急性乳腺炎

一、临床概述

急性乳腺炎多见于初产妇的产后第 3～4 周。病原菌常为金黄色葡萄球菌，少数为链球菌感染。主要感染途径有二：第一，细菌自擦破或皲裂的乳头进入，沿淋巴管蔓延至乳腺的间质内，引起化脓性蜂窝组织炎。第二，细菌自乳头侵入后沿乳管至乳腺小叶，在滞积的乳汁中迅速繁殖，导致急性炎症。

急性乳腺炎患者常有典型症状及体征。患者可有寒战，发烧，患乳肿大，表面皮肤发红、发热，并有跳痛及触痛，常可合并有同侧腋淋巴结肿大、压痛。炎症区可很快发生坏死、液化而形成乳腺脓肿。脓肿可向外溃破，亦可穿入乳管，使脓液经乳管、乳头排出。

实验室检查常可有白细胞总数及中性粒细胞数升高。

二、影像学表现

急性乳腺炎患者很少需行 X 线检查，这是因为患者常具有典型的临床表现，外科医师凭此即可作出正确诊断。此外，在乳腺 X 线投照中常需对乳房施加一定的压迫，当有急性炎症时，常使患者难以耐受此种压迫。压迫可增加患者的痛苦，并可能会促使炎症扩散、加重。故对急性乳腺炎患者应尽量避免行 X 线检查。在少数患者中，为区别急性乳腺炎与炎性乳癌而必须作 X 线摄影时，只可轻施压迫，或采用免压增加千伏投照。CT 检查虽较昂贵，但可免除压迫之苦，当为急性乳腺炎和炎性乳癌的首选检查方法。

X 线上，急性乳腺炎常累及乳腺的某一区段或全乳，表现为片状致密浸润阴影，边缘模糊。患处表面的皮下脂肪层可显示混浊，并出现较粗大的网状结构。皮肤亦显示有水肿、增厚。患乳血运亦常显示增加。经抗生素治疗后，上述 X 线征象可迅即消失而回复至正常表现。

三、鉴别诊断

无论临床上或 X 线上。急性乳腺炎须与炎症性乳癌鉴别。炎性乳癌常为乳腺中央位的密度增高，乳晕亦常因水肿而增厚，皮肤增厚则常在乳房的下部最明显，而不像急性炎症那样局限在感染区表面。经1～2 周抗生素治疗后，急性炎症可很快消散,而炎性乳癌患者 X 线上无多大变化。

第四节　慢性乳腺炎和乳腺脓肿

一、临床概述

多数慢性乳腺炎和乳腺脓肿是由于急性炎症时治疗不及时或治疗不当而发生坏死、液化后所形成,也可能由于低毒力细菌感染的结果。少数乳腺脓肿则来自感染性囊肿。

二、影像学表现

X 线上,慢性乳腺炎的初期表现类似较局限的急性乳腺炎,病变区呈致密浸润,边缘模糊。皮肤增厚则较急性乳腺炎时局限而轻微。患乳血运也仅有轻度增加(图 2-7)。

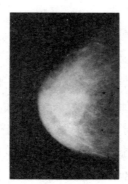

图 2-7　慢性乳腺炎(一)
皮肤广泛增厚,实质大片浸润

以后炎症可日趋局限,边缘则渐变清晰。患处的中心密度较高,周围因水肿而密度较淡。血运亦可逐渐恢复至正常(图 2-8,图 2-9)。

有些病例可有较大范围的累及,并有多数大小不等的脓腔形成,增生的纤维组织围绕透亮的脓腔后,可形成类似蜂窝状表现,皮肤亦有较广泛的累及。脓肿破溃后可造成皮肤窦道,X 线上可见有局限的缺损区。亦可因纤维瘢痕而造成皮肤增厚、凹陷(酒窝征)等改变。

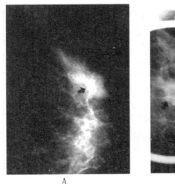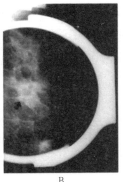

图 2-8　慢性乳腺炎(二)

A.局限性致密,结构不良;B.局部加压后,呈不规则浸润

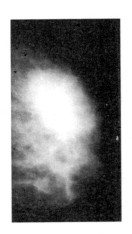

图 2-9　慢性乳腺炎(三)

　　少数慢性乳腺炎无脓肿形成而呈现为慢性炎症性肉芽肿改变。X线上表现为一结节性病变,边缘也可伴有长短不等的纤细毛刺阴影,而酷似乳腺癌的表现。乳导管造影时,造影剂可进入脓腔,形成不规则斑片状阴影,脓腔周围的乳导管则可因炎性纤维粘连而表现为不规则扭曲、变形,以及狭窄、扩张、移位等改变。

三、鉴别诊断

　　慢性乳腺炎而呈浸润性表现时须与浸润型乳腺结核及炎症性乳癌鉴别。一般结核比较局限,无血运增加,临床也无皮肤红、肿、热、痛等情形。炎症性乳腺癌则比慢性炎症更广泛,抗生素治疗后短期复查亦无显著效果。

　　慢性乳腺炎而有多发脓肿形成后,在 X 线上难与干酪型乳腺结核和霉菌感染鉴别,主要须依靠临床上窦道分泌物的性质来加以区别。

慢性炎症性肉芽肿无论在临床及 X 线上均难以与乳腺癌相鉴别。但在乳导管造影上,两者表现不同。

第五节　乳腺结核病

一、临床概述

乳腺结核比较少见,据国外资料统计,占全部乳腺病变的 0.6%～1.7%。国内发病率稍高,占2.8%左右。

乳腺结核可分原发性和继发性两种。前者指身体别处未发现结核病灶,后者则指乳腺结核系由别处结核迁移所致。

乳腺结核的感染途径包括以下 5 种:第一,结核分枝杆菌经乳头沿乳导管进入乳房;第二,结核分枝杆菌通过乳头或皮肤破损处进入乳房;第三,血源性感染;第四,经淋巴性感染。这也是一比较常见的感染途径,它可以从胸内结核灶(如肺、胸膜、气管-支气管淋巴结或胸骨淋巴结的结核)逆行通过淋巴管扩散至乳腺,结核分枝杆菌亦可以从腹内病灶经腹直肌鞘淋巴管扩散至乳腺,亦可能先有腋淋巴结结核再沿淋巴管逆行至乳腺;第五,由邻近结核病灶(如胸壁、胸膜、肋骨、肩关节等),直接蔓延至乳腺。

乳腺结核可见于任何年龄,但绝大多数在 30～50 岁之间。据某医院 40 余例统计,多数患者年龄在40 岁以上,平均年龄 42.4 岁。

乳房肿块常为其首发症状,始时不痛,少数可有刺痛或隐痛。病程进展缓慢,甚至可时大时小,以后逐渐累及皮肤发生水肿、粘连,乳头也可内陷。数月后,肿块内发生干酪样变而软化,形成寒性脓肿。脓肿可穿破皮肤而成一或多个窦道,也可能经乳头溢出脓液。约 1/3 病例有同侧腋淋巴结增大。

二、影像学表现

天津肿瘤医院材料表明,乳腺结核在 X 线上可有 3 种类型表现。

(一)浸润型

病变早期,主要为渗出性改变。X 线上表现为一局限浸润阴影,密度较淡,边缘模糊。可累及浅筋膜浅层,造成该处增厚、致密(图 2-10,图 2-11)。

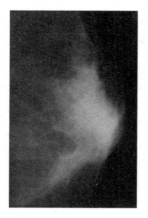

图 2-10　乳腺结核(一)
浸润型,浸润上方见浅筋膜浅层增厚

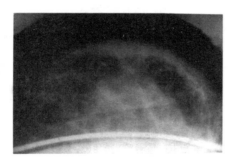

图 2-11　乳腺结核(二)
浸润型,实质内不规则浸润,广泛皮肤增厚

(二)结节型

结节型最常见。呈圆、卵圆或分叶状肿块,多数直径在 2～3 cm 之间,结节边缘光滑、整齐、锐利,部分病例因有病灶周围纤维组织增生而产生毛刺,易被误认为癌。约 1/3 病例在结节内可见钙化,呈细砂状,或为少数较大颗粒钙化。少数可有皮肤增厚、乳头内陷等改变(图 2-12,图 2-13,图 2-14)。

(三)干酪型

此型多属晚期病变,临床上常有反复破溃流脓史。X 线上病变范围多较广泛,呈片状浸润,浸润区内有多数不规则透亮区,系病灶坏死、液化所致。皮肤常有破溃及明显增厚,常合并有乳头内陷(图 2-15)。

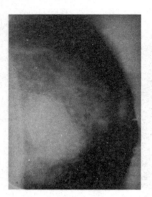

图 2-12　乳腺结核(三)

结节型,呈分叶状,大部分边缘光滑整齐,部分模糊有浸润(病理上该区有癌灶)

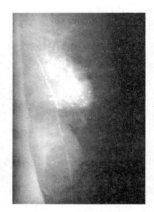

图 2-13　乳腺结核(四)

多发结节,其中一结节伴粗颗粒钙化

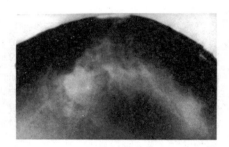

图 2-14　乳腺结核(五)

结节型,分叶状,伴钙化

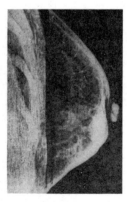

图 2-15　乳腺结核(六)

干酪型浸润区内有不规则透亮之干酪坏死灶,皮肤明显增厚

偶尔结核可能与癌并发。关于两者之间的关系有 3 种可能：第一，两者并存而并无因果关系，可同时发生，或一先一后；第二，癌发生在先，因癌瘤造成的组织破坏有利于结核分枝杆菌的生长；第三，结核在先，因结核的长期慢性炎症性刺激而导致发生癌。X 线上可能显示下述 3 种情况之一：第一，同时见到癌性肿块和良性肿块阴影，第二，仅有癌性肿块阴影而结核病灶被遮蔽；第三，主要表现为一良性肿块，但在部分边缘出现浸润、毛刺或其他恶性征象。

三、鉴别诊断

浸润型乳腺结核与乳腺炎在 X 线上不易区别，主要靠临床病史及体征。但一般早期的浸润型结核并不累及皮肤，而乳腺炎多有皮肤水肿、增厚。

结节型者若边缘光滑整齐则难与良性肿瘤特别是腺纤维瘤鉴别。但一般腺纤维瘤多见于年轻妇女。若结节边缘有毛刺时则颇难与乳腺癌相鉴别。

干酪型者从 X 线角度亦很难与乳腺慢性炎症、脓肿以及真菌感染相鉴别，主要依靠临床病史及脓液的性质来作鉴别。

第六节 乳 腺 癌

乳腺癌的组织类型、生长方式、大体形态以及周围组织反应，既有共同规律，又有各自特性，在X线上形成各种不同征象。X 线诊断就是判断哪些影像代表哪些组织，也就是判断形成影像的组织结构和病理过程。因此了解各种征象的病理基础是提高诊断水平的关键。近些年来，X线医师和病理科医师合作，采用全乳标本平铺位或垂直位大体切片 X 线摄影和相应病理组织学检查对照分析的方法(图 2-16)，观察癌灶生长蔓延的全貌，观察每一个 X 线征象的组织结构，把乳腺癌 X 线征象病理基础的研究提高到一个新的水平，建立了一些新的概念。当然，作为 X 线医师，还必须了解乳腺癌发生发展的过程，了解各种类型癌细胞的生物学行为，强化整体意识和动态观念。这样才能把 X 线征象分析由断面引向纵深，多方联想思维，提高理性判断。

一、块影结构和密度

同样密度的瘤体在不同组织背景上给人迥然不同的印象。为减少主观错觉，以正常乳腺腺体的密度作为标准把乳腺癌块影密度分为 3 度：显著高于正常腺体者为显著增高;略高或相等者为中度增高;低于腺体密度者为密度较低。

乳腺癌块影的密度因各型癌具有不同的组织成分和结构而有差异。所以了解块影组织成分的密度差及其动态变化至关重要。

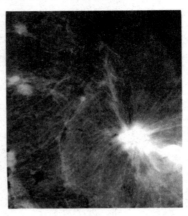

图 2-16 硬癌(一)

全乳标本平铺位 X 线照片 主癌灶呈星形。星体密度不均,含块中之块。边缘不规则,大量针状毛刺,如光芒四射,有的长达 5 cm 以上。毛刺主由纤维组织构成,除根部外,未含癌细胞成分。在主癌灶外上远隔部位见 3 个小灶,2 个为浸润性癌(↗),并有细索伸向主灶;另一椭圆形块影,为乳腺内癌转移淋巴结。本例术前 X 线片仅见主癌灶

(一)密度增高

乳腺癌块影密度增高是最常见的 X 线征象。各家报告占 85%～90%。多年来传统地认为乳腺癌X线密度增高的基础是纤维组织增生、血管增多、出血、含铁血红素沉着和坏死。贾振英等报告,不曾被人注意的癌细胞在瘤体细胞和液体成分中密度最高,其含量和排列在很大程度上决定着块影的密度和均匀度。瘤体中癌细胞数量愈多,排列愈紧密、密度愈高。反之,密度愈低。在典型病例中,髓样癌的癌细胞量多,排列密集,纤维间质少,X 线密度显著增高(图 2-17)。硬癌纤维间质丰富,癌细胞量小,散在分布,X 线密度较低。单纯癌的癌细胞量和纤维间质基本相等,X 线密度介于髓样癌和硬癌之间,中度增高。癌细胞成分X 线密度增高,可能与核增大、染色质增多、脱氧核糖核酸(DNA)含量增加因而物质密度较大有关。业已证明,从正常上皮单纯增生,非典型增生至转化为癌细胞的过程,总是伴随着DNA 含量逐步增高。乳腺癌细胞的 DNA 含量比正常乳腺上皮细胞高 2～7 倍。癌细胞 DNA 含量的增高可能是其 X 线密度增高的重要因素。

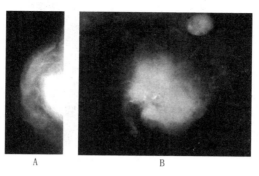

图 2-17　髓样癌

A.术前侧位 X 线片:乳腺后部半圆形块影(另半球未能包括在内),密度明显增高。边
　缘不规则,境界尚清晰,瘤周见宽窄不均的密度减低环,为恶性晕征(maligant halo
　sign);B.标本 X 线照片:瘤体呈不规则圆形,密度不匀,瘤体内见大量成簇钙化,大小
　不均,大者达 2.0 mm,形态不整,大多数为多角形,镜检为坏死区钙化

　　动态观察表明,某种组织的 X 线密度不是恒定的,而是随量和质的变化而改
变。纤维组织排列密集时 X 线密度高于腺体,排列疏松和玻璃样变时低于腺体。
血液的密度在通常情况下低于癌细胞团块和纤维组织。瘤块边缘血管增生,血
运增加,X 线显示瘤块周边密度减低,边缘模糊。瘤体内出血灶密度减低,形成
大凝血块后密度增加。囊内乳头状癌在囊内充满血液湮没瘤块时,瘤块仍可透
过血液显示出来。据 New 报告,血液 X 线吸收系数为＋12～40 Hu,血块吸收
系数加大,与平片表现相符合。癌灶内坏死是缺血性凝固性坏死,初期失去水
分,变得干燥松脆,细胞核凝固碎裂。其 X 线密度与腺体密度相等或稍高。后期
坏死组织软化,结构消失,密度减低。以上看出,癌灶块影密度增高是多种组织
成分构成的,除钙化灶外,癌细胞团密度最高,其次顺序为排列致密的纤维组织、
早期坏死灶和大凝血块。

　　(二)密度不均匀

　　块影密度不均是乳腺癌的 X 线特征性表现,较常见,约占 80%。乳腺癌不
仅组织类型多种多样,即使在同一类型的癌块中也常含其他类型的结构。严格
地说,不少癌灶属于程度不同的混合型癌,加之瘤体内主质和间质分布不均,纤
维组织变性,含有坏死灶和出血灶等,各种组织成分的密度差必然形成块影密度
不均。另外术前 X 线所见的癌灶块影常常是多个小球形灶堆积而成,或周边部
有小卫星灶重叠,也时见癌灶中出现癌细胞团块小岛,形成块中之块。所有这
些,都是形成癌灶块影密度不均的因素。对于后 3 种情况,应视为乳腺肿块的恶

性特征。良性肿块亦可形成密度不均,如错构瘤,脂肪坏死和浆细胞性乳腺炎,但未见有多球堆积,卫星小灶和块中之块者。

(三)密度减低

有些组织类型的癌块,间质丰富,癌细胞量少,X 线密度较低。如硬癌、粉刺癌、小叶癌、黏液癌等,X 线密度低于腺体,常被腺体阴影湮没。对于这些病例,只有行导管造影或间质气体造影,方能显示病灶。

二、蔓延方式

乳腺癌在乳腺内的蔓延有 4 种方式:导管蔓延;间质蔓延;淋巴管蔓延和血管蔓延。主要是前 3 种。早期多以某种蔓延为主,逐步几种蔓延并存。不同的蔓延方式构成不同的瘤体形态和继发征象。

(一)导管蔓延(图 2-18)

起源于导管上皮的癌细胞首先沿导管纵行蔓延,继而横行蔓延。虽然原位癌的自然史尚未完全明了,但癌细胞一出现即在导管内蔓延已是不争的事实。同时,导管内其他上皮细胞也会继续发生癌变。所以,导管内癌被发现时已有相当大的范围。阚秀报道,70.3% 的管内癌病变范围在 4 cm 以上。傅西林报告,管内癌范围近 1/3 直径达 5~11 cm。这部分病例可能与癌灶在管内生长时间长,蔓延范围广,或多中心发生有关。纵行蔓延是癌细胞沿导管向乳头方向或腺泡方向蔓延。导管内蔓延总是伴随着导管上皮增生,导管周围胶原纤维增生,管壁增厚,管腔扩张,导管变形。向乳头方向蔓延可直达乳头。在 X 线上形成单支大导管相增强,常成为早期乳腺癌唯一的 X 线征象(图 2-19a)。向腺泡方向蔓延常同时侵犯数个小导管分支,可形成瘤周毛刺。受侵导管密度增高,也可形成局部密度增高区或结构紊乱。有时双向蔓延,形成大导管及其分支相增强。导管造影见导管变僵直,管腔扩张,内壁不平(图 2-19b)。管内癌向浸润性癌发展,管内的癌细胞从上皮层向外穿破管壁,在间质内浸润生长,并引起间质结缔组织增生和炎性反应。有的边纵行蔓延边穿破管壁向间质浸润,形成长条状或串珠状瘤灶。如果受累的多支小导管同时穿破管壁在间质内形成新癌灶,则形成多结节形块影。常见沿导管侵及乳晕和乳头,由于管周纤维组织增生和收缩,形成乳晕增厚、乳头内陷和间桥征。

(二)间质蔓延和结缔组织反应

乳腺癌细胞在瘤体边缘沿结缔组织和脂肪组织间隙向外浸润蔓延,几乎都引起结缔组织反应。反应的方式有两种:一种是以成纤维细胞、组织细胞、淋巴细胞、浆细胞和巨噬细胞为代表的活性结缔组织在瘤体周围形成炎症性水肿。X 线表现为密度减低的透明环,宽度多在 0.5～2.0 cm,各部宽窄不均,即恶性晕征,是乳腺癌常见的 X 线征象,出现率达 50%～60%。这些病例临床上触及的肿块显著大于 X 线所见的肿块。另一种是起支架作用的结缔组织增生。据文献报道,乳腺癌弹力纤维增生的发生率为 43%～88%。弹力纤维增生的发生率和程度与年龄、癌组织类型,分化程度以及雌激素受体等有关。在浸润性癌中其发生率明显增高,尤其癌灶周围更为显著,同时也发生在受侵导管和血管周围。在浸润性癌灶周围常见增生的纤维组织先于癌细胞向外伸延,形成瘤周毛刺(图 2-20)。

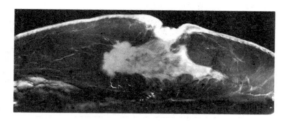

图 2-18　浸润性导管癌

标本切片 X 线照片:瘤体多结节形,沿导管向乳头浸润,管周纤维组织增生,变性收缩,牵引乳头内陷,形成间桥征

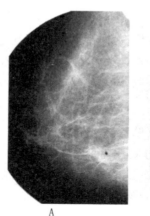 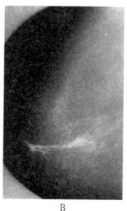

A   B

图 2-19　管内癌

A.X 线平片:单支大导管相增强,后部分支密度增高,结构紊乱;B.导管造影:大导管僵直、扩张、内壁不平滑,分支僵硬、扩张、走行紊乱

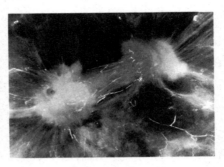

图 2-20　硬癌（二）

标本切片 X 线放大照片。见两个块影：左下肿块不规则圆形，密度显著不均，边缘大量毛刺，辐射状外伸，瘤块上缘一球形结节；右上部肿块形态不规则，密度不均，右缘大量针状毛刺，根部和外部粗细一致，有的外部渐粗，边缘不平滑。镜检示由纤维组织构成，不含癌细胞。两灶纤维毛刺相向生长，互相吻合，形成间桥，并有微血管伴行生长，交通两灶之间

乳腺癌瘤周毛刺的病理组织学结构有 3 种表现：一种是毛刺中央部为癌细胞团，周边部为纤维组织。这类毛刺较短，呈角锥形，其长度应能反映癌细胞浸润的范围；另一种是毛刺基底宽，近根部含癌细胞团而外部主要为增生的纤维组织。第三种是毛刺细长如针，为三者中最长者，常达 5 cm 以上，其中没有癌细胞而主要由纤维组织构成。这类毛刺不能反映癌细胞到达的范围，但它是癌灶的组成部分，被视为癌灶浸润的前哨尖兵。

瘤周增生的纤维组织常发生玻璃样变，收缩牵引邻近组织，造成纹理结构变形。导管造影见邻近导管分支牵向瘤体。

标本 X 线放大照片见毛刺边缘并不平滑，有的向外伸延反而渐粗。在两灶之间，相向生长，互相吻合，形成间桥。在多灶之间也见毛刺相向生长，形成间桥或交织状。血管造影表明，瘤体边缘大量新生血管和毛刺同步辐射状生长。新生血管也交通两灶之间。

癌灶常沿悬吊韧带浸润皮肤，X 线见悬吊韧带腰部增宽，呈鼓腮状。年老妇女见不到悬吊韧带，只见多条细纤维与皮肤内面相连。癌灶可沿这些细纤维浸润皮肤。早期仅见纤维变粗拉直，以后可出现皮肤增厚和陷窝。

采用标本切片 X 线摄影和病理定位镜检表明，较早期癌灶可发出细纤维毛刺直抵真皮乳头尖端，受侵乳头水肿膨胀，受拉变长，外形模糊，皮肤轻度增厚。进一步发展，真皮乳头消失，皮肤明显增厚，皮肤内形成癌细胞巢，皮肤与癌灶粘连固着。

癌灶很少浸润胸肌，因筋膜起着屏障作用。有时见癌灶沿筋膜表面蔓延。

靠近胸壁的癌灶偶尔突破筋膜侵犯胸肌。X线见乳腺后间隙部分消失。

(三)淋巴管蔓延

原发癌灶附近有大量微小淋巴管,特别是毛细淋巴管,在结构上与毛细血管相似,一般无完整基底膜,在内皮细胞间存在间隙,通透性较高,一旦癌细胞从瘤体脱落很容易进入淋巴管。研究表明,癌细胞能主动移向淋巴管,通过内皮细胞间裂隙伸出胞质突起,与癌细胞突起接触的内皮细胞发生变性,最终造成淋巴管缺损,癌细胞进入管内。进入淋巴管内的癌细胞可随淋巴流运行,也常在管内形成癌栓,并随时可穿破淋巴管在间质内生长,形成原发癌瘤周围的卫星灶或乳内远方转移灶,也可发生乳腺内淋巴结转移。有时在原发灶和转移灶之间见有淋巴管相连。淋巴管癌栓可形成淋巴管阻塞,淋巴液回流障碍,从而引起皮肤淋巴管扩张和水肿,皮肤增厚。炎性乳腺癌即由癌细胞淋巴管蔓延所引起。

三、瘤体形态

乳腺癌瘤体形态的形成与多种因素有关。瘤体生长蔓延易受环境影响,发生在较大乳房中部,周围条件均一,易保持球形发育。发病于小乳房或近胸壁处常呈扁圆或不规则形。多数癌灶,尤其是较大块灶或星形灶,易向胸壁平面方向发展蔓延,其横径明显大于前后径。不同组织类型的癌常有自己的生长方式,形成某种大体形态:膨胀性生长较明显的癌灶多呈团块状;浸润性生长占优势的癌灶多呈星形;还有些癌灶在相当长的时间内不形成肿块或肿块微小且密度低,X线不能显示。由此可见,乳腺癌瘤体形态既是多种多样,又有其形成的规律。从总体看,在X线上可分为非肿块型和肿块型。

(一)非肿块型

非肿块型较少见,主要见于早期癌和特殊型癌。近些年来,随着早期癌诊断水平的提高,非肿块型的发现率日益增加。

1.仅见钙化

无论发生在导管内还是小叶内的癌灶,从原位癌开始就有强烈的钙化倾向,常先于肿块,为早期癌的信号,且常为唯一的阳性 X 线征象。Frankl 报告 1 200 例乳腺癌中仅见钙化者 111 例,占 9％,占其中 321 例隐性癌的 35％。愈是早期癌,仅见钙化的比例愈大。国内报道大致相同。早期乳腺癌钙化有明显的特征,常仅据钙化即可做出诊断。各家报道,仅据 X 线上钙化而诊断或疑诊为乳腺癌者占全部乳腺癌的9％～16％。此类病例,应补充做 X 线放大摄影,进一步观察钙化的形态,密度和数目。随访复查常见钙化点成倍增多,并常发现新的钙化灶。这是恶性钙化的显著特征。

X线上仅见钙化的癌灶在临床上多是隐性癌,此时应做X线立体定位活检,和/或钢丝定位,导引外科切取活检。取下的活检标本必须做X线照片,判断钙化灶是否切取,并进一步导引病理取材镜检。全乳切除的标本,很难摸到病灶,也必须做标本X线照片,指示病理取材。

2.仅见间接征象

导管内癌可缓慢在管内生长蔓延,导管内充满癌细胞,管壁和管周纤维组织增生,管壁增厚,管腔扩张,迟迟不形成肿块。小叶原位癌常多中心发生,在小叶内生长时间长,且X线密度低。这些病例,在临床上仅见局部腺体增厚。X线照片仅见局部高密度区,进行性密度增高,纹理结构紊乱,导管相增强,两侧腺体不对称等征象。这些征象的早期,变化轻微,易被忽略,一旦发现可疑,进行导管造影、X线放大照片有助于深入观察并常能确定诊断。

3.特殊型癌

有些特殊型癌可长期不出现乳腺内肿块,另有其特殊的X线表现。Paget病多数仅见乳头、乳晕癌性湿疹伴发管内癌,不形成肿块。X线上常无异常表现或仅见乳晕增厚以及乳晕后沿导管排列的钙化或导管相增强。炎性乳腺癌常无肿块发现,仅见由淋巴管癌栓引起淋巴液回流障碍所形成的皮肤广泛增厚和皮下结缔组织水肿征象。

(二)肿块型

肿块型最常见,占85%～90%。表现为团块形、星形和弥漫结节形。

1.团块形

癌灶形态的构成虽与发病部位和所处环境有相当关系,但更主要的是决定于生长方式。膨胀性生长或膨胀性生长占优势的癌灶形成团块形肿块。

(1)圆形或椭圆形:癌灶膨胀性缓慢均匀生长,或在导管内、囊内生长,或有假包膜,易形成圆形或椭圆形肿块,境界清晰,边缘光滑锐利。此种情况多见于髓样癌、乳头状癌腺样囊性癌和早期导管癌。椭圆形肿块的长轴多与皮面平行,这可能与易向宽松的空间发展有关。但偶尔也见其长轴呈前后向,顶着胸肌和皮肤的阻力发育,形成胸肌凹陷和皮肤隆起。

(2)分叶状:瘤块呈分叶状轮廓者亦比较常见,这可能是由于瘤体生长快,各部生长速度不均;有纤维隔分隔瘤体;瘤体周边有大的卫星灶;多个癌灶重叠;均可形成瘤体分叶状形态。

(3)多结节形肿块:系多个小球形灶聚积堆成的多结节合成体。标本X线摄片和病理大切片观察表明，多结节瘤块相当常见，占浸润性癌的 35%～47%。术前 X 线照片表现为边缘结节样突起或凹凸不平的瘤块，特别是边缘见到球形小结节的瘤块，往往是多结节堆成的瘤块。标本X线照片显示，一个瘤块可包含几十个小球形灶。有的虽堆积在一起，仍然保持各自的边界，互相挤压而未融合。有的则部分为多球形结节，部分融合成块。

形成多结节瘤块的病理机制尚缺乏研究。成因可能有 3 种：一是多中心发生。在一个不大的范围内同时发生多个癌灶，同步膨胀性生长，聚合堆积，形成一个瘤块。此类多结节瘤块，中央和外围的球形结节大小基本相同；二是中央块较大，周边小结节大小不等，系瘤周淋巴管转移形成的卫星灶；三是原发癌灶即为小球形结节，一次又一次地发生瘤周淋巴转移，反复形成卫星灶，由大量卫星灶堆积成大小基本相同的多结节瘤块。

(4)不规则形：乳腺癌瘤灶常因组织类型混合或浸润蔓延方式特殊而形成特殊形状，构成X线表现的另一特征。①长条形或串珠形。癌灶沿导管向乳头蔓延，边蔓延边穿破导管向间质浸润生长，形成毛刺外伸的条状块影，酷似长毛蠕虫状。有时沿导管蔓延，间断性向外穿破，形成串珠状瘤灶，主要见于浸润性导管癌。②彗星形。有些圆形癌灶片状向外浸润，愈外愈细，形似彗星尾状，使瘤块呈彗星形，彗星尾尖端多指向乳头，系癌灶沿间质向乳头浸润。有时远方癌灶沿一束导管分支向乳头浸润蔓延，愈近乳头分支愈少，形成彗星尾状。③半球形。见于 X 线密度差别较大的混合型癌。如半球为单纯癌半球为粉刺癌，或半球为单纯癌半球为硬癌的混合型癌灶。X 线照片仅能显示密度较高的单纯癌半球而不能显示密度较低的另半球。这里所说的半球形是指 X 线影像而言，实际上整个瘤块是球形。④怪异形。有些癌灶向外浸润生长极不均衡，再加上卫星灶的融合，形成多角形、怪异形等奇形怪状。

2.星形

此类癌灶瘤块不大，浸润性生长的趋势很强，并引发瘤周纤维组织强烈的增生反应，先于癌细胞向外伸延，形成瘤周大量针状毛刺。中央不大的瘤块似星体，辐射的毛刺如星芒，故称星形瘤块，有的学者称之为星形癌。星形癌灶的肿块和毛刺主要由纤维组织构成，质硬，也被称为硬癌。病理组织学检查，此型癌也确实主要见于硬癌。近来报告，也常见于浸润性小叶癌。硬癌和浸润性小叶癌在病理组织结构和生物学行为上有相似之处，也许因此出现相似的瘤体形态。星形灶可发生在任何年龄，但多见于老年妇女，易发生在脂肪型乳房。此类癌瘤生长活跃，即使癌块很小，浸润的毛刺却很长，通常为癌块直径的数倍，侵犯范围广泛,易发生转移,预后较差。

以上是典型的星形灶。近来把以下类星形灶也归入星形灶内。癌灶初期膨胀性生长,形成较大肿块后出现明显的间质浸润蔓延,形成边缘大量短毛刺,毛刺基底宽,向外渐细,长度一般不超过瘤体直径,见于各型浸润性癌。有些小癌灶和早期癌灶,引发灶周纤维组织毛刺状增生,也形成星形灶。Kitchen普查中发现的100例10 mm以下的小癌灶中,星形灶占44%,其中包括33例管内癌伴早期浸润。

3.弥漫结节形

在广泛的乳腺增生基础上发生的多中心癌灶,呈弥漫散布的小结节状。结节灶边缘纤维组织增生,以毛刺状或交织状把结节连结起来。X线平片表现为在密度增高的背景上散在分布大量小结节块影。标本切片X线照片见大量小结节灶,有的散在,有的融合成片。结节之间有纤维毛刺相连。

四、钙化

钙化是乳腺癌常见的X线征象。随着X线照片清晰度的改进,乳腺癌钙化发现率不断增高。据文献报告,乳腺癌钙化率术前X线照片为30%~50%;标本X线照片为40%~70%,Fisher报告高达86%;病理组织学检查为39%~63%,Peters报告高达80%。

(一)钙化机制

乳腺癌钙化发生的机制,尚无统一认识,存在两种观点:一种是坏死细胞矿化论。认为癌灶局部融合灶边缘大量纤维毛刺和伴行的新生微血管缺少血供,营养不良,形成坏死,细胞裂解为碎屑,同时核酸分解出大量磷酸根,加之局部钙离子和碱性磷酸酶增加,而形成磷酸钙。Levitan等还指出,无论癌灶的组织类型如何,在X线片上看到的所有钙化都是在粉刺癌灶部形成的。这些钙化总是伴随着细胞坏死碎屑。另一观点是细胞活跃分泌说,Egan认为,癌细胞钙质新陈代谢增强,不断地分泌钙质,造成超饱和,形成钙质沉着,渐渐堆成不同大小和不等密度的钙化点。Ahmeds行超微结构研究表明,钙质沉着常常限制在癌细胞形成的腺泡样间隙中,开始钙质在癌细胞内为针状结晶,这些结晶被分泌出来后,互相结合成紧密的钙化点。这时结晶样结构已变得模糊不清。他强调,这是癌细胞的活跃分泌过程,而不是细胞碎屑和退变细胞的矿化作用。以后的不少研究支持这种观点。最有说服力的镜头是活着的癌细胞群在显微镜下分泌钙质微粒的情景。这些活癌细胞没有伴存坏死细胞碎屑。

　　这两种观点可能是乳腺癌钙化的两个方面。说明活的癌细胞和坏死的癌细胞碎屑均可发生钙化。没有癌细胞坏死的导管内癌、小叶原位癌和黏液癌等,属于分泌性钙化。

(二)钙化的成分

　　乳腺癌钙化点的化学结构尚缺乏研究。Hoeffken 等从病理证实的粉刺癌活检标本中取出的微小钙化点进行化学分析表明,钙化点中含钙 25.4%,镁 2.6%,碳酸 5.8%,碳 13.8%。光谱分析表明,乳腺癌灶中钙和镁离子最易和磷酸结合。

　　最近不少学者(Christohe 等)报告,有少数乳腺癌钙化是草酸钙,由于结晶体结构的特点而形成多面体外观。X 线上表现为钙化点较大,形态不规则。普通光学显微镜看不到,只有偏光显微镜才能显示。

(三)钙化的形态、部位和病期的关系

　　乳腺癌钙化形态的构成、发生的部位和病期三者密切相关。原位癌的钙化发生在导管内和小叶内。浸润性癌的钙化除上述部位外,还发生在瘤体内的导管壁、纤维间质和坏死区内。不同部位的钙化有不同的形态特征。

　　管内癌的钙化发生在小导管分支内,互相靠的不紧,有一定距离,多个钙粒融合在一起,充满一小段管腔,形成短线状或杆状。短线状钙化的宽度通常是 0.1~0.2 mm,和小导管腔的宽度一致。发生在小导管分叉处则呈"Y"字形。有时病灶广泛,钙化充满几支小导管,造成导管分支铸形。小导管内断续的钙化,形成沿导管走行分布的钙化点行列。粉刺型管内癌坏死细胞碎屑充满管腔形成粉刺样物,经过矿化作用产生钙化。粉刺癌在管内保持的时间长,受累导管更加扩张,线状钙化更粗些,在导管内扩展的范围更广,易形成分叉状和分支状钙化。筛状和低乳头状管内癌系分泌性钙化,钙化的概率比粉刺癌低,钙化产生在筛孔或乳头突起的间隙内,钙化点微小,形态多为点状或不规则,大小不等。粉刺癌、筛状癌和低乳头状癌常同时存在,在 X 线照片上形成钙化形态多种多样。小叶原位癌的钙化发生在小叶内导管,包括终末小导管—腺胞,几乎都是微小点状,互相靠得很紧密,钙粒呈不规则的圆形或卵圆形,大小不等,密集成丛。偶见累及小叶外导管,形成短线状钙化。这些钙化征象为乳腺癌 X 线早期诊断提供了重要依据。如果微小成丛和线状或分叉状钙化同时存在,基本上可确定诊断。浸润性癌瘤块增大,血供不足,易产生坏死或变性,进而引起钙化。发生在导管壁,纤维间质内的钙化,数量少,散在分布,呈多角形。坏死灶内的钙化,形态不规则,多呈多角形,大小不均,多数体积较大,直径在 0.3～1.0 mm,有的达 2.0 mm 以上。

(四)X 线检查对钙化的限度和作用

迄今,X 线摄片发现乳腺癌钙化的能力有很大限度,最清晰的 X 线平片也只能发现 100 μm 左右的钙化点,有更多的微小钙化点在 X 线医师的眼前漏掉。在显微镜下 5 μm 厚的组织切片上看到,大部分管内癌钙化灶为独立分隔的许多微小片段,形态多样,每个片段是一个微小钙粒的一部分。几十个,上百个微小钙粒堆积起来,才能形成 X 线上肉眼可见的钙化点。由此表明,有更多的微小钙化 X 线平片尚无力显示。一旦发现少量钙化或可疑钙化,必须补充放大摄影,一般放大 2 倍,可显示 50 μm 左右的钙化点,使钙化比平片所见成倍增加,并更清晰显示钙化的形态和密度。越放大,钙化点的密集度越大,数量越多,是恶性钙化的显著特征。

早期乳腺癌诊断的关键是病理,而病理诊断的关键是病灶取材准确。无肿块而仅见钙化的早期病灶,临床医师摸不着,病理医师摸不准。X 线医师必须密切配合,凡做切取活检,必先做X 线钙灶定位。切下的标本常规 X 线照片,观察钙灶是否切除,导引病理定位取材。全乳切除的标本,应做全乳和连续切片X 线照片,确定钙化灶的部位、范围和有否新的钙化灶,协助病理取材。据观察,标本切片 X 线照片的清晰度明显高于 X 线平片和放大片,发现的钙化点数量更多,钙化灶范围更大,并常能发现新的钙化灶,新的小瘤块和乳内淋巴结,指导病理全面取材,为临床手术后补充治疗提供更全面、更准确的依据。

五、乳腺癌的诊断

在乳腺的影像诊断中,应掌握以两个以上主要恶性征象,或一个主要征象、两个以上次要征象作为诊断恶性的依据。唯一的例外是钙化,如 X 线上表现典型,即使不合并其他异常,亦可诊断为乳腺癌。依照此原则,乳腺癌影像诊断的正确率在 85%～95%,其中假阴性率较高,为 8%～10%,而假阳性率较低,仅 2% 左右。

乳腺癌 X 线诊断的正确性与下述一些因素有密切关系。

(一)照片质量

乳腺内各种组织均属软组织范畴,它们之间的密度对比相差甚微,故对照片的质量要求甚严,过度曝光或曝光不足均可影响病变的显露而导致误诊。近年推出的 Lorad Ⅳ 型数字钼靶X 线摄影机具有 21 个自动曝光控制传感器,可有效保证胶片的质量。

(二)病变的部位及类型

在钼靶乳腺摄影中,深位、高位或乳腺尾部的病变容易被漏照。所以在投照前,技术员应亲自检查患者,务使病变区被包含在 X 线片内,以免漏诊。如确有困难,应进一步行 CT 或 MRI 检查。

就乳腺癌的 X 线类型而言,以浸润型为主要表现者易被误诊断为正常腺体或增生,诊断正确率稍低。小叶癌易被误诊为增生。髓样癌当发生坏死、液化时因密度较低,亦易被漏诊,或因有坏死而被误认为慢性脓肿。

(三)乳房的大小

一般而言,乳房越大,X 线诊断正确性越高。这是因为大乳房患者常含有较多脂肪,自然对比较佳,较小肿物亦容易被发现。此外,较大乳房在投照上亦比较容易。据多数作者统计,在小乳房患者中,临床检查的正确性高于 X 线,在大乳房患者中则不如 X 线。

(四)年龄

年轻患者的乳房多数腺体丰满,结构致密,而脂肪组织甚少,X 线上缺乏自然对比,肿瘤常被掩盖而未能清晰显露,故 X 线上假阴性率较高。随着年龄增大及生育,乳腺渐趋萎缩,结构变得疏松,乳房大部或全部由脂肪组织组成,此时即使很小肿瘤亦易被发现,X 线诊断正确性亦明显提高。一般 40 岁以后,腺体即大部萎缩。年龄愈大,X 线诊断正确性愈高。

(五)乳房类型

致密型的乳房,包括因年轻、增生或妊娠、哺乳期的乳房,因自然对比差,X 线诊断的正确性低。脂肪型的乳房因有良好对比,X 线诊断正确率高。中间型和导管型乳房则介乎两者之间。

六、乳腺癌的鉴别诊断

根据乳腺癌的不同表现应与不同疾病进行鉴别。

(一)肿块的鉴别诊断

以肿块为主要表现的乳腺癌,主要应与良性肿瘤、囊肿(包括积乳囊肿)及肉芽肿性病变(包括结核、慢性炎症)等鉴别。一般良性肿瘤的形态比较规整,呈类圆形,亦可呈分叶状。肿块边缘光滑整齐,无毛刺、伪足状突起或浸润,周围小梁被单纯推挤移位,有时可见有透亮晕。肿块大小多数大于临床测量。良性肿瘤较少钙化,若有,也均在块影内,且数目少,颗粒粗大,或以粗大钙化为主掺杂少许细小钙化。

囊肿的形态比较规整,多呈类圆形,边缘光滑整齐。CT上根据CT值的测量可明确诊断,一般CT值在±20Hu之间。积乳囊肿均发生在生育过的妇女,年龄多在40岁以下,在产后1～5年内发现,CT值可接近脂肪密度,常有厚壁,壁可有强化。

结节型的乳腺结核若边缘有纤维组织增生而产生毛刺征象者,与乳腺癌不易鉴别。但乳腺结核比较少见,若有钙化,则均见于结节内,且钙化颗粒较粗大,少数亦可呈细砂状。

乳腺慢性炎症多由急性乳腺炎治疗不当所致,借临床病史可帮助诊断。在钼靶、CT及MR上常可见病灶中心有脓腔,乳导管造影时造影剂可进入脓腔,形成不规则斑片影。若无脓肿形成,则易与癌相混。

(二)浸润阴影的鉴别诊断

以浸润表现为主的乳腺癌应与乳腺增生症及慢性炎症鉴别。增生症一般累及双乳,多发,呈正常腺体密度,一般较癌性浸润要淡,亦无癌的各种次要X线征象。

少数不典型的急性乳腺炎可与浸润型乳腺癌相混,此时可用抗生素治疗1～2周后再拍片复查,若为炎症,可明显吸收。慢性炎症通常呈密度不均的浸润,内有多数大小不等囊样透亮的坏死灶,血运一般不丰富,亦无乳腺癌的特征性微小钙化。

(三)良、恶性钙化的鉴别诊断

除癌有钙化外,其他一些良性病变,如腺纤维瘤、分泌性疾病、外伤性脂肪坏死、慢性乳腺炎、乳腺结核、乳腺腺病、导管扩张症以及导管上皮增生等,亦均可出现钙化,必须与癌瘤的钙化鉴别。

通过文献材料及我院经验,良、恶性钙化的鉴别要点如下。

(1)从发生率看,钙化多数(73.6%)见于乳腺癌,良性病变的钙化仅占钙化病例的26.4%,且良性钙化中近半数(48.1%)发生在年龄较轻的腺纤维瘤患者中。年龄较大的腺纤维瘤患者若有钙化,则钙化颗粒常很粗大,可占据肿块的大部或甚至全部,与癌的钙化很易鉴别。

(2)乳腺癌的钙化半数左右可仅位于病变紧外方或病灶的内、外方兼有,而良性病变的钙化几乎均位于肿块或致密浸润区内。

（3）乳腺癌的钙化通常呈多形性微小钙化，直径＜0.5 mm；或呈纤细和/或分支状钙化，外形不规则，宽度＜0.5 mm。法国 de Lafoutan 认为，小线虫样、线样/分支形及不规则大小的微小钙化是恶性的可靠指征。而良性钙化的颗粒多比较粗大，通常在 0.5 mm 以上，亦可伴有微小钙化，但以粗大钙化为主。少数黏液腺癌的钙化颗粒可能比较粗大而类似良性钙化。偶尔结核或腺泡性腺病的钙化可能以微小钙化为主而类似恶性的钙化。

（4）乳腺癌的钙化数常较多，64％在 10 枚以上，25％在 30 枚以上，若微小钙化数超过 30 枚，或每平方厘米超过 20 枚，则癌的可能性极大。良性钙化一般数目较少，多数（66.7％）在 10 枚以下，仅 10％在 30 枚以上。

（5）当钙化数较多时，呈稀疏散在分布时常为良性病变，呈密集分布时常为乳腺癌。

（四）毛刺的鉴别诊断

毛刺是乳腺癌的一个比较特异性的 X 线征象，故有毛刺的肿块，几可肯定为乳腺癌，但识别时切勿将正常乳腺小梁误认为毛刺。少数肉芽肿性病变（如结核）或乳腺脂肪坏死中偶可见到毛刺。但乳腺结核和乳腺脂肪坏死都比较少见，且后者多数有乳房外伤史，多发生在脂肪丰满的乳房中，病变多数位于皮下脂肪层内。

（五）皮肤增厚的鉴别诊断

皮肤增厚并非为乳腺癌的特异征。可引起乳房皮肤局限增厚的原因包括：乳腺癌；创伤（包括乳腺针吸或切检后 2～4 周内，乳房局部挫伤，烫伤后的水肿等）；炎症（慢性乳腺炎，乳腺脓肿，结核等）；皮肤瘢痕（包括慢性炎症或结核后的瘢痕，皮肤感染后的瘢痕，瘢痕疙瘩等）；皮肤本身病变，如皮肤表面的痣、疣等；以及乳腺导管扩张症等。可引起乳房皮肤弥漫增厚的原因包括：炎症性乳腺癌；胸壁或腋部手术后引起的淋巴或静脉回流障碍；各种原因引起的皮肤水肿，如乳房过大引起的垂吊性水肿、过度肥胖、充血性心力衰竭、黏液水肿、肾性水肿等；皮肤本身病变，如硬皮病、鱼鳞癣、皮肤炎症以及其他原发皮肤病等；迅速的减重；急性乳腺炎；淋巴阻塞，如腋淋巴结的淋巴瘤、转移瘤等；以及全乳放射治疗照射后等。

由于引起乳房皮肤增厚的原因很多，在鉴别时，放射医师应尽可能亲自追询病史及检查患者，绝大多数病例可得到明确答案。

(六)血运增加的鉴别诊断

乳房的血运情况有很大的个体差异,为确定有无血运增加,应与对侧乳房做比较,且两侧的乳房压迫程度应基本相同。导致血运增加的原因可能有:习惯于一侧乳房哺乳或原因不明的正常差异;急性乳腺炎;其他感染,如感染性囊肿或乳腺脓肿;乳腺纤维囊性病变;以及乳腺癌等。虽然造成乳腺血运增加的原因很多,但除乳腺炎及癌外,其他原因造成血运增加的发生率都比较低,且血运增加的程度亦较轻。

(七)阳性导管征的鉴别诊断

除乳腺癌外,阳性导管征亦可见于某些良性疾病,如良性导管上皮增生、导管扩张症及乳头状瘤病等。但良性病变的导管征中,增粗的导管比较光滑,密度较淡,无伴发的肿块影,临床常仅表现为乳头溢液。乳腺癌的导管征时,增粗的导管比较致密、粗糙,且均指向远端的肿块或致密浸润区。

第三章

胸部疾病的CT诊断

第一节 气管-支气管异常

一、先天性气管-支气管发育异常

(一)先天性气管瘘

单纯的先天性气管瘘少见,多数为合并食管闭锁伴食管气管瘘。

1.影像检查方法的选择

主要影像检查方法为胸片、支气管造影及 CT 检查。胸片是基本的检查方法,支气管镜或支气管造影可确诊,但均为有创性。螺旋 CT 为无创检查方法,应作为首选。

2.影像与病理

气管瘘分先天性和后天性。先天性气管瘘病因不明,现多认为是正常气管发育受损所致,主要为气管食管瘘,且伴或不伴有食管闭锁。后天性气管瘘多为气管胸膜瘘,是因气管或肺部手术后造成。

3.影像诊断要点及比较影像学

(1)X 线胸片:胸片不能显示气管瘘,但能发现肺部病变,表现为两肺不同程度的炎症。

(2)支气管造影:转动患儿体位或呛咳时对比剂可通过瘘管到达气管外,可确诊。

(3)CT 表现:CT 平扫后处理技术如表面重建和 MPR 多平面重建可显示气管瘘。

(4)比较影像学:胸片可显示肺部病变,对本病确诊帮助不大。螺旋 CT 为首选检查方法,可通过多平面重建及仿真内镜直接显示气管瘘。

4.影像与临床

反复呛咳、吐沫、肺炎。食管闭锁患儿如果胃肠道充气,考虑有气管食管瘘存在。

(二)先天性气管-支气管狭窄

先天性气管-支气管狭窄是因气管软骨发育异常或胚胎期前肠分隔气管与食管过程异常引起,常伴有食管发育异常。病变可是气管纤维性狭窄形成隔膜,或是气管软骨环发育不全或畸形引起,亦可是大血管畸形所形成的血管环压迫气管引起局部狭窄。

1.影像检查方法的选择

X线胸片尤其是 CR 和 DR 可显示气管大小和形态,但对支气管显示不够清楚,对先天性气管狭窄的诊断有一定价值,但对支气管狭窄诊断帮助不大;同时可发现肺部的继发改变如炎症、肺不张等。螺旋 CT 扫描及后处理技术如多平面重建、三维重建及仿真内镜能准确显示支气管气管狭窄的部位、程度、范围及与邻近组织的关系,可明确诊断,是本病首选影像学检查方法。

2.影像与病理

气管狭窄可以是局限性的,或是弥漫性的。局限性气管狭窄多位于下1/3处,病变段管腔可呈漏斗状向心性狭窄,或呈新月形偏心性狭窄,也可为纤维索带。弥漫性气管狭窄累及整个气管,且由上向下逐渐加重,气管分叉位置偏低。先天性支气管狭窄原因不明,常见发生于主支气管,也可仅发生在肺叶支气管。

3.影像诊断要点及比较影像学

(1)X线胸片:①先天性气管狭窄,表现为两肺程度不等肺气肿,如肺部感染,则肺内有斑片状致密影,缺乏特征性。侧位片可显示狭窄段的气管,严重者管腔直径可<5 mm。②先天性主支气管狭窄,患侧肺呈气肿表现;肺叶支气管狭窄引起相应肺叶炎性病变,且反复出现,或持续存在肺不张。

(2)CT 表现:轴位上可见病变段气管内径变小,< 10 mm,甚至于不到5 mm,新生儿<3 mm。气管环完整,管壁通常无增厚。应当注意气管纤维性狭窄或闭锁形成气管内隔膜,CT 平扫轴位有时也难以显示,应结合仿真内镜,判断管腔是否阻塞。

(3)比较影像学:胸部平片简便易行,较为清晰显示气管,但对支气管显示欠佳,对肺部病变显示较好。CT 扫描能直接显示气管、支气管形态,准确测量冠状径及矢状径,多平面重建及表面遮盖法重建可清楚显示狭窄气管、支气管的程度、范围及与邻近组织的关系。

（4）影像与临床:临床表现差异较大,轻者常无临床症状。严重的气管狭窄表现为生后呼吸困难、持续性喘憋及上呼吸道反复感染;支气管狭窄重者则表现为呼气和吸气时喘息,下呼吸道反复感染。

（5）鉴别诊断:①气管外肿物及血管畸形压迫引起的气管狭窄,CT平扫及增强可明确诊断。②结核性支气管狭窄患者年龄较小,结核菌素试验阴性可排除结核病。③其他病因所致的气管狭窄,如白喉感染引起炎症后纤维化、化学腐蚀及气管切开引起肉芽组织增生和瘢痕挛缩,导致气管狭窄。CT扫描显示此类狭窄病变范围较广,且管腔宽窄不一。

（三）气管性支气管

气管性支气管为气管分支发生异常,被认为是起源于气管的右上叶支气管,发病率为0.1%～2%。

1.影像检查方法的选择

螺旋CT扫描是首选检查方法,其后处理技术即多平面重建、最小密度投影、容积重组、表面阴影成像和CT仿真内镜可清楚显示气管及两侧主支气管的形态及分支。而X线胸片虽可显示气管及主支气管及肺部改变,但难以发现气管性支气管。

2.影像与病理

病因目前尚无定论,假设性理论有复位学说、迁移学说和选择学说,分成额外型和移位型,额外型为正常支气管分支都存在,移位型为正常的支气管分支部分缺如。

3.影像诊断要点及比较影像学

（1）CT表现:为直接开口于气管侧壁,由内向外走行的低密度气管影,部分可伴气管狭窄。异常的支气管开口多在距气管隆嵴20 mm以内,右侧多见,常单独一支,也可双侧。

（2）比较影像学:X线胸片对本病诊断无帮助。胸部CT气道后处理重建即最小密度重建、表面遮盖法重建、仿真内镜能较好地显示气管及两侧主支气管的形态,尤其是最小密度重建图像操作简单,不仅可显示支气管的形态,并可同时看到肺野情况,有无感染和/或肺不张等。

4.影像与临床

临床上通常无症状,部分患儿可因反复性右上叶肺炎或支气管扩张而偶然发现。部分可有喘息、反复感染、气管插管并发症。

5.鉴别诊断

本病需与支气管桥相鉴别,桥支气管与左主支气管形成的气管分叉常被误认为气管隆嵴。

(四)气管-支气管软化

气管-支气管软化是引起呼吸道阻塞的发育异常之一,为呼吸道管腔纵行弹性纤维的萎缩或气道软骨结构被破坏所致的管腔狭窄塌陷。

1.影像检查方法的选择

CT能清楚显示气管、支气管形态和大小,尤其是动态呼气相CT扫描对本病诊断有重要意义,为本病首选影像学检查方法。X线胸片尤其是侧位片不仅能显示气道管径变化,而且能显示肺部病变,为本病最基本检查方法。支气管造影能显示气管、支气管的形态及大小,但有较大危险性,且敏感性不高,一般不用于本病诊断。

2.影像与病理

气管-支气管软化主要表现为呼气时气管冠状径减小,是由呼吸道管腔纵行弹性纤维萎缩或气道软骨结构破坏引起管腔过度塌陷,中心气道膜部无力。病因不明,可以是先天性或获得性。病变可为部分或整个气管,也可累及主支气管。

3.影像诊断要点及比较影像学

(1)X线表现:肺部表现可正常、感染或肺不张,部分患儿有充气过度。透视下可有气道阻塞现象,即纵隔摆动或心影大小随呼吸改变反常,即吸气时心影增大,呼气时心影变小。

(2)CT表现:主要表现为呼气时气管过度塌陷,气管或支气管横断面积减少50%以上,气管可呈新月形、军刀状,管壁无增厚和钙化,内壁光整;肺内除炎性病变外,可有气体滞留。

(3)比较影像学:胸部平片有时可直接显示气管管腔塌陷,同时显示继发的肺部表现。CT扫描不仅能显示病变范围,还能直接显示气管、支气管和准确测量冠状径及矢状径,尤其是动态呼气相CT扫描可客观反映气道的改变,为临床提供确切的诊断依据。

4.影像与临床

临床表现多种多样,取决于年龄和病变程度。先天性气管支气管软化多在6个月内发病,表现为喘鸣、阵发性发绀和发作性呼吸困难,反复咳嗽,随活动增多而明显,或伴发感染时加重。年龄较大的患儿以慢性咳嗽为主,咳嗽呈突发的、较深的金属音样干咳或阵咳,多在夜间熟睡时突然发作。轻、中度患儿以喘息和咳嗽为主,重者以反复感染、肺不张和呼吸困难为主。

5.鉴别诊断

本病需同喉软骨软化症鉴别,后者为喉软骨松弛引起吸气时喉腔狭窄,临床表现为吸气性喘鸣。CT扫描显示管腔内径可以鉴别。

二、获得性气管-支气管异常

(一)气管插管后狭窄

气管插管后狭窄为气管插管后发生的并发症,是气管狭窄最常见的原因。

1.影像检查方法的选择

X线平片尤其是颈部侧位片可作为本病的筛选方法。多层螺旋CT气管、支气管三维重建可显示气管插管后引起狭窄的部位、形态、范围及内部特征,是较准确的无创性的诊断方法。

2.影像与病理

气管切开一般位于第2~3软骨环。插管后可因压迫血管导致气管软骨缺血性坏死,48小时组织学有炎症反应,7天后浅表气管炎及黏膜溃疡,1~2周可有深溃疡及软骨暴露,进一步发展软骨遭受破坏。愈合期肉芽组织及纤维组织增生导致气管狭窄。

3.影像诊断要点及比较影像学

(1)X线平片:颈侧位片可显示颈段局部气管前壁内陷,气管狭窄。

(2)CT表现:气管前壁和/或两侧壁内陷使管腔呈三角形或漏斗状,狭窄部位常在声门下区,狭窄段一般长1~4 cm,管壁轻度到显著的增厚。

(3)比较影像学:颈部侧位片可显示气管狭窄,CT检查可更好的显示狭窄范围。

4.影像与临床

临床症状与气管狭窄程度成正比,患儿有气管插管的病史,在拔除气管插管后出现上呼吸道阻塞症状,气促、喘鸣、进行性呼吸困难,可有反复肺部感染。

5.鉴别诊断

气管插管后狭窄有明确的病史,病变常位于颈段气管,与其他原因导致的气管狭窄较易鉴别。若仅从影像学上观察,需与气管肿瘤相鉴别。气管肿瘤造成的管腔狭窄常为偏心性的,腔内可见软组织肿块。

（二）急性支气管炎

急性支气管炎是支气管黏膜的急性炎症,病原体是各种病毒或细菌或其合并感染。

1.影像检查方法的选择

急性支气管炎一般不需影像学检查,胸部摄片是为观察肺部有无并发炎症,或有无肺气肿、肺不张等继发改变。

2.影像与病理

病变的气管、主支气管和肺叶支气管黏膜充血、水肿及渗出,泌物增多且黏度增高,妨碍黏膜上纤毛运动,继而纤毛上皮细胞脱落,黏膜下层白细胞浸润。

3.影像诊断要点及比较影像学

（1）X 线表现:胸片可无阳性发现,或两肺纹理增多、增粗、模糊,肺门影浓密,结构模糊,小儿常伴有肺气肿或肺不张。

（2）比较影像学:X 线胸片为本病基本检查方法,主要是为了观察肺部并发症。

4.影像与临床

本病是小儿最常见的呼吸道疾病之一。起病前有上呼吸道感染的症状如鼻塞、喷嚏,部分有咳嗽、咳痰、胸痛,发热。一般无肺部体征,肺部听诊偶有干、湿啰音。

（三）支气管哮喘

支气管哮喘是由多种细胞（包括炎性细胞、气道结构细胞）和细胞组分参与的气道慢性炎症性疾病,为儿童期最常见的慢性疾病,且近年来有明显上升趋势。

1.影像检查方法的选择

首次因喘息就诊的患儿应行 X 线胸片检查,以除外肺部先天性或感染性疾病,如需要可行 CT 检查,明确病变性质。对已确诊支气管哮喘的患儿无需进行 X 线检查。长期哮喘的儿童应行 HRCT 扫描,观察肺间质病变情况,评估预后。

2.影像与病理

哮喘发作期气道黏膜中有大量炎症细胞浸润,以嗜酸性粒细胞浸润为主。气道上皮损伤与脱落,纤毛细胞损伤脱落,甚至坏死。气道壁增厚,黏膜水肿,胶原蛋白沉着。支气管黏膜下黏液腺增生,杯状细胞肥大、增生,气道黏液栓形成。

3.影像诊断要点及比较影像学

（1）X 线表现:大多数缓解期哮喘儿童 X 线胸片正常,少数为肺纹理增多。

哮喘发作期,多表现为肺纹理增多和肺气肿,部分病例肺内可见片状致密影。如黏液嵌塞支气管可引起肺不张。少数严重者可并发纵隔气肿。

（2）比较影像学:X线胸片检查可了解肺部病变及并发症,CT检查尤其是HRCT可进一步明确肺间质性改变。

4.影像与临床

反复发作喘息、咳嗽、气促、胸闷,多与接触变应源、冷空气、物理、化学性刺激、呼吸道感染以及运动等有关,肺部可闻及哮鸣音。

5.鉴别诊断

（1）气道异物有异物吸入史,有纵隔摆动。

（2）气管狭窄、软化临床易与支气管哮喘相混淆。两者X线胸片表现相似,如均可正常或肺气肿、肺不张,CT检查可鉴别。

（3）支气管淋巴结结核常易与支气管哮喘相混淆。前者临床上有结核中毒症状,胸片可发现肺内原发病灶或肺门淋巴结肿大。CT检查可显示纵隔内肿大淋巴结及其钙化。

（四）气道异物

气道异物是儿童期危急胸部急诊。好发于3岁以下幼儿。异物按是否透X线分为不透X线异物和透X线异物。

1.影像检查方法的选择

X线胸片与透视相结合,是诊断和随访气道异物最简便、快捷的方法,X线胸片应包括呼、吸两相胸片。透视可动态反复观察,对判断纵隔摆动有重要价值。CT扫描横断面及后处理技术如MPR、仿真内镜可直接显示气道内的异物影,明确诊断,且定位准确,对支气管镜检查具有重要指导价值,是首选检查方法。应当注意的是必须同时用肺窗和纵隔窗仔细观察,因对于植物类的异物肺窗显示清楚,纵隔窗易漏诊;高密度异物如骨块、金属异物纵隔窗显示清楚,肺窗易漏诊。

2.影像与病理

异物进入气道引起不同程度的气道阻塞,同时损伤和刺激局部黏膜,引起充血、水肿、渗出、肉芽组织及纤维组织增生,加重气道阻塞和损伤,12～48小时后可发生较重的炎性改变。异物引起气道不全阻塞时,吸气时气道增宽,气体通过,呼气时气道变窄,异物将气道完全阻塞,产生气流能进不能出,引起阻塞性肺气肿。异物如在吸气时随气流向下移动,阻塞气道,呼气时异物上移,气流能出不能进,引起阻塞性肺不张。异物将气道完全阻塞,肺内气体吸收发生肺不张。

3.影像诊断要点及比较影像学

(1)X线表现。①直接征象:对金属或碎骨头、鱼刺类不透X线异物通过胸部正侧位呼吸两相摄片或透视能够准确定位。如异物在气管内,且为片状可扁平状时,正侧位胸片上分别呈矢状面和冠状面,与食管异物相反。②间接征象:X线不能直接显示透X线异物,只能根据异物引起气道阻塞的间接X线征象推断异物部位以确定诊断。气管异物:主要嵌于声门下,侧位片可直接显示颈段气管内声门区异物轮廓,相应气管变窄。透视下心影大小随呼、吸变化异常是诊断气管异物最重要的间接征象,表现为吸气相心影增大呼气相心影缩小。支气管异物:阻塞性肺气肿,最为常见。肺气肿范围有助于异物定位诊断,单侧性肺气肿应警惕支气管异物存在。肺不张,患侧全肺、肺叶或段密度增高,严重者纵隔向患侧移位。纵隔摆动,纵隔摆动为单侧支气管异物最重要、最常见的X线征象。不论是吸气性活瓣阻塞还是呼气性活瓣阻塞,吸气时纵隔均向患侧移位,即吸气时纵隔向哪侧移位,异物就在哪侧。必须注意纵隔摆动征象无特异性,凡是气道阻塞造成两侧胸腔内压差加大者均可出现此征象如气道炎症分泌物淤积、肺门淋巴结肿大压迫相应支气管等。肺部感染,表现为密度不均匀的斑片影。对于难治的肺部感染,特别是合并局部肺气肿,应考虑有气道异物的可能,必须透视观察有无纵隔摆动。

其他并发症,部分可有患侧胸腔积液、纵隔疝,少数有气胸、纵隔气肿及皮下气肿。

(2)CT表现。①直接征象:显示异物及其所在位置,异物呈不同形状的软组织密度影,所在管腔气柱中断或狭窄,仿真内镜见局部管腔变窄或完全闭塞。②间接征象:包括阻塞性肺气肿、阻塞性肺炎、肺不张、横膈双边征、纵隔双边影。横膈双边征表现为横膈影上方另有一与其平行的浅淡条带影,在冠状位上易于观察。纵隔双边影表现为纵隔影外缘另有一与其平行的浅淡条带影,左侧较明显,是纵隔摆动在CT上的表现。

(3)比较影像学:X线胸片可直接显示不透X线异物,但对于气管内或较小的不透光异物可能漏诊。透X线异物通过气道阻塞的间接征象基本判断病变部位,应重视透视下观察心、肺、横膈的动态变化。对轻度纵隔摆动有时难以发现,常需要让患儿做深呼吸(或哭泣)及仔细观察才能发现。CT检查对本病诊断非常重要,可直接显示不同密度的异物,定位准确,确诊率高。

4.影像与临床

临床表现取决于异物的性质、部位和气道阻塞程度。异物吸入气管时首先引起刺激性呛咳、喘鸣、青紫及呼吸困难等。异物可随呼气向上移动撞击声门下部,环甲区触诊有撞击感,听诊有气管拍击声。异物进入支气管后症状有所缓解,伴发支气管炎或肺炎时有咳嗽、发热等感染表现。

5.鉴别诊断

患儿有明确异物吸入史及典型临床症状,通过X线和CT检查,可及时确诊及定位。对于异物史不明确而出现上述气道异物的间接X线征象者,需与各种气管、支气管疾病相鉴别。X线上气管内金属异物有时需与食管异物相鉴别,侧位胸片气管异物位于气道侧透明阴影内,而食管异物偏后;异物若为扁形,气管异物最大径位于矢状面,最小径位于冠状面,食管异物表现正好相反。

(五)支气管扩张症

支气管扩张症是指各种因素引起支气管内径持久不可逆增宽和变形,少数为先天性的,多数为继发性的。先天支气管发育障碍是由于软骨发育不全或弹力纤维不足,局部管壁较薄或弹性较差,生后受呼吸活动影响形成支气管扩张。继发性的主要原因是肺部的感染、阻塞和牵拉,且互相影响,促使支气管扩张的发生和发展。

1.影像检查方法的选择

X线胸片可显示支气管扩张所引起的肺部改变,如肺纹理增粗、轨道征或囊状影,但特异性不高。支气管造影对支气管显示好,属侵入性检查,对比剂不易排除,滞留肺泡内可形成机化性病灶。CT可显示胸片的"盲区",清楚显示支气管,尤其是HRCT,可显示支扩的部位、范围及程度,还能显示肺小叶中央终末细支气管扩张及周围小叶实质炎变等细节,取代传统支气管造影,是筛查和诊断支气管扩张首选的检查方法。

2.影像与病理

支气管扩张根据形态分为3种:①柱状型。扩张的支气管失去正常由粗逐渐变细的移行过程,远端支气管管径与近端相似,甚至比近端还粗。②静脉曲张状型。支气管管壁有局限性收缩,呈不规则串珠状。③囊状型。支气管末端明显扩张呈囊状,多个扩张的囊腔似葡萄串,是最严重的一种类型。

3.影像诊断要点及比较影像学

(1)X线胸片。①正常或肺纹理增多、增粗、紊乱、模糊。柱状型可见管状透明影呈双轨征或环状影,粗细不规则,如有分泌物潴留,表现为杵状增粗致密影。

囊状型显示为多个圆形或卵圆形壁薄囊状影,直径为 5～30 mm,分布不均匀,可呈蜂窝状。如囊腔内有液气平常提示合并感染。②继发肺部感染:多呈斑片状密度增深影,边缘模糊。病变吸收缓慢,有时可在同一区域反复出现。③肺不张:是儿童下叶肺不张最常见的原因,往往与支气管扩张同时存在,互为因果。肺不张可以是肺叶、肺段或肺亚段,表现为三角形、线样或盘状密度增深影,邻近的肺组织有代偿性肺气肿。

(2)支气管造影。①柱状型表现为病变的支气管呈柱状增粗,失去正常由粗逐渐变细的移行过程,或远端反较近端粗。②静脉曲张型的支气管管腔形态不规则,粗细不一呈串珠状,似曲张的静脉。③囊状型呈囊状,大小不一,对比剂可进入囊内,囊内形成液平面,较多的囊聚集在一起呈葡萄串或蜂窝状。

(3)CT 表现。取决于支气管的走行方向与扫描层面的关系、支气管内有无黏液栓、支气管扩张的类型和是否合并感染有关。①柱状型,扩张的支气管增粗,胸膜下 30 mm 的肺周部内可见到支气管,比相伴行的动脉影粗,可见"印戒征",即——环状的支气管断面与相邻的圆形血管影形成特征性征象。②静脉曲张状型,管壁局限性收缩造成边缘不规则呈串珠状。③囊状型,呈多发环状含气的空腔,边缘光滑,呈散在或簇状分布的葡萄串样排列,腔内可有液气平面。④其他征象,包括病变部位的支气管聚拢及扭曲,管壁增厚,管腔增宽,可有肺不张或反复同一部位的肺实变或浸润。

(4)比较影像学:胸部平片对本病的诊断价值有限,确诊需支气管造影或 CT 检查尤其是高分辨 CT。HRCT 能取代大部分支气管造影检查或作为支气管造影前的筛选。其敏感性接近支气管造影。

4.影像与临床

主要表现为慢性咳嗽和咳痰,痰液呈黏液或脓性,可痰中带血或有咯血。咯血多为成人,小儿少见。呼吸道反复感染,发生急性感染时有发热、咳嗽加剧、痰量增加。儿童、青年多发。早期体征多不明显,继发感染时病变部位叩诊可呈浊音,肺底常有湿啰音,或有呼吸音减低或管状呼吸音,部分有杵状指。

5.鉴别诊断

当患者有反复咳嗽、咳痰、肺部感染的病史,通过 CT 检查,一般可见做出诊断,诊断时需判断是否为继发性支气管扩张,并且判断病因。

第二节 肺 气 肿

肺气肿是常见病,在成人尸检中几乎都能见到。由于在生前取得肺组织作病理检查有困难,只能依赖胸片和肺功能检查作出间接的诊断。但除非是严重的患者,这两者对肺气肿的诊断均不很敏感。CT 特别是 HRCT 能在肺小叶水平上显示肺气肿的病理解剖,为生前诊断肺气肿创造了非常有利的条件。

虽然肺气肿是慢性阻塞性肺病(COPD)中的一种常见病因,但它的定义是根据其形态学表现而不是其功能异常。肺气肿的定义是终末细支气管远端气腔的持久性异常增大,并伴有壁的破坏。所谓的气腔增大是指与正常肺的气腔大小比较而言。肺气肿患者中的气道阻塞性功能异常是呼气时气道萎陷所致,而后者在很大程度上是肺实质破坏,气道失去支持的结果。

一、病理表现

根据肺破坏区的解剖分布,通常把肺气肿从病理上分为以下 4 型。

(一)小叶中心型肺气肿

也有人称之为腺泡中心型肺气肿或近侧腺泡肺气肿,但以小叶中心型肺气肿最为普遍接受。本型肺气肿早期改变为位于小叶中央的 2、3 级呼吸细支气管扩张,而小叶的周围部分肺泡囊、肺泡管和肺泡不受累。这种选择性的肺破坏导致正常肺和气肿样肺呈特征性的并列状,即破坏区周围常常绕以正常肺,形成病理标本上肉眼可见到的"气肿腔"。当病变进展时,病灶互相融合,累及全小叶甚至肺段,此时很难与全小叶肺气肿区分。但是,除非是最严重的病例,小叶中心型肺气肿在肺内是不均匀的,除了较大范围已融合的病灶外,常可以发现还有早期的局灶性气肿腔存在。小叶中心型肺气肿是最常见的肺气肿,病变多发生于两肺上、中部,特别是上叶尖、后段和下叶背段。大部分患者均有长期、大量的吸烟史并合并慢性支气管炎。在成人吸烟者的尸检中半数都可发现有小叶中心型肺气肿。

(二)全小叶型肺气肿

本型也称为非选择性肺气肿,因为病变是均匀的,无选择地累及整个肺小叶,即病变涉及终末细支气管以下的全部气道。扩张的气道使原来较大的肺泡管和肺泡之间的正常区别消失了。全小叶型肺气肿是肺气肿中最重要的类型，因为它常较严重，在肺内分布范围较广而导致患者的肺功能丧失。虽然病变在两肺内弥漫分布，但以下叶及前部为多。有的患者有家族史，并有 α1-抗胰蛋白酶缺乏，导致由白细胞携带的蛋白水解酶逐渐破坏肺组织，由于下叶血流较多，故本型肺气肿亦以下叶为最多见。

(三)间隔旁肺气肿

本型也称远侧腺泡肺气肿、局限性肺气肿等。病变选择性地累及小叶的远侧部分，因此特征性地位于胸膜下区、肺周围部的小叶间隔旁。本型肺气肿的病理过程还不清楚。通常把 >1 cm 的间隔旁肺气肿称作肺大疱，它们常位于肺尖，但也可位于肺内其他部位，可逐渐增大，并可形成自发性气胸。但肺大疱并不是间隔旁肺气肿的同义词，其他各型肺气肿也可见到肺大疱。偶尔，间隔旁肺气肿可十分大，造成邻近的肺不张，而产生呼吸困难等症状。

(四)瘢痕旁型或不规则型肺气肿

本型肺气肿指在肺瘢痕区周围发生的气腔增大和肺破坏。如见于肺结核、弥漫性肺纤维化、尘肺尤其是发生团块和进行性大块纤维化时。不规则型肺气肿一词强调了本型肺气肿的病变和肺小叶或腺泡的任何部分没有肯定的关系。在肺纤维化区域，本型肺气肿常和细支气管扩张共存，形成所谓"蜂窝肺"。

在病理标本上可用计点法或与标准片比较来估计肺气肿的范围，病变占全肺的 $1\%\sim5\%$ 者为极轻度，$5\%\sim25\%$ 者为轻度，$25\%\sim50\%$ 者为中度，大于 50% 者为重度。病变范围 $<25\%$ 者常无症状，$>25\%$ 者有 COPD 的临床症状。

二、临床及肺功能表现

早期病例其临床症状和体征可不明显，典型者有咳嗽、咳痰、气短，在发病过程中常有反复呼吸道感染并逐渐加重，后期发生低氧血症和高碳酸血症，并可发生肺源性心脏病。

肺功能检查对估计病变的严重程度及预后有很大意义。一般通过一秒钟用力呼气量(FEV_1)和 FEV_1 与肺活量(FVC)或用力肺活量的比例减少来确定有无气道阻塞性异常。

三、影像学表现

(一)胸片

胸片是肺气肿诊断重要的方法，早在 20 世纪 30 年代中期即已完整地叙述了肺气肿在胸片上的表现:主要为肺膨胀过度和血管改变。

1.提示为肺膨胀过度的征象

(1)肺高,为正位片上从右膈顶至第一肋骨结节间的距离,若>29.9 cm,则70%病例的肺功能有异常改变。

(2)膈肌低位,右膈位于或低于第7前肋。

(3)膈肌变平,若正位片上右膈顶至右肋膈角和右心肋角连线的最大垂直距离≥2.7 cm,则2/3病例的肺功能有阻塞性改变,其中80%皆为中至重度异常。侧位上则可见前肋膈角>90°,膈顶至前、后肋膈角连线的最大垂直距离<1.5 cm或膈肌翻转。

(4)胸骨后间隙增宽,侧位片上从胸骨角下3 cm至升主动脉前缘的水平间距>2.5 cm。

2.血管改变

血管改变包括周围血管纹理变细和减少,由于肺大疱或肺气肿区所致之肺血管移位,血管分支角度增宽,边支减少及血流再分配(表现为由气肿区血管减少而非气肿区代偿性血管增粗和增多)。肺血管纹理稀疏、变细虽也反映了肺组织的破坏,但无特异性,且在诊断中的主观性较强。此时还要注意胸片的投照质量,在过度曝光胸片上的肺纹理稀少可被误解为肺气肿表现,此外,肺血栓栓塞、心源性肺动脉高压、伴空气潴留的支气管内黏液嵌塞等都可在胸片上呈现肺血管纹理减少,但它们常无肺气肿时肺大小和形态的改变。

上述征象中以肺高和膈肌变平最有用。将上述两大改变结合起来要比仅用其中一项征象来诊断的正确性高。但上述各种征象都是肺气肿的间接征象,也无特异性,也并不能在每例肺气肿患者中都出现。轻度的小叶中心型或全小叶型肺气肿很少能在胸片上被认识。在胸片上出现肺大疱是肺气肿诊断中仅有的特征性征象,它表现为增大的气腔,直径在1 cm以上,内无肺纹理,和周围肺实质间有细而锐利的细线,它常见于肺气肿,代表了肺组织的破坏,但它并不能反映肺内全面的肺气肿改变,而且肺大疱也可出现在和肺气肿无关的病例中,此时,肺内无其他肺气肿的影像表现。胸片表现很难区分是小叶中心型还是全小叶型肺气肿。但若在肺水肿、肺炎或肺出血患者的致密影区内出现散在的透亮区时要考虑合并有小叶中心型肺气肿,若患者系成年吸烟者,可能性更大。此外,也曾提出有的患者表现为肺纹理增加、边缘模糊,而肺过度膨胀并不明显,也很少有肺大疱者,病理证实此种肺纹理增加型肺气肿的表现是支气管壁增厚和血管增粗及血流再分配混合所致,同时也常有严重的小叶中心型肺气肿。

(二)CT

CT 的出现戏剧性地改变了肺气肿的诊断,使得可以在任何临床表现出现以前检出解剖性的肺气肿。1982 年,Goddard 首先描述了肺气肿的 CT 表现,由于CT 能直接显示肺的破坏区,无疑,它在检出肺气肿上的能力要优于胸片,在HRCT 上除了可以仿照病理上的计点法或与标准片对照法来估计肺气肿的范围和程度,或利用计算机正确计算肺气肿占全肺的百分比外,还可根据病变与肺小叶的关系来对较早期的肺气肿加以分型。在 CT 和 HRCT 上肺气肿的特征是出现无壁的异常低密度区。HRCT 由于较高的分辨率可以显示常规 CT 所不能发现的肺气肿,从而可以更好地评定病变的范围和严重程度。根据病变无明显的壁,可以与淋巴管肌瘤病中的含气囊肿或纤维化中的蜂窝鉴别。

1.各型肺气肿在 HRCT 上的表现

(1)小叶中心型肺气肿:直径>1 cm、周围为正常或几乎正常肺的低密度区为本型肺气肿在常规 CT 上的主要表现。这种局灶性低密度区多位于肺的非周围部,除非病变进展,才见于肺的周围部。轻度至中度的小叶中心型肺气肿在HRCT 上的特征性表现是直径几毫米的小圆形低密度区,无可见的壁,聚集在小叶中心附近。病理证实这种低密度区相当于小叶中心处的肺破坏区。它的这种小叶中心分布在常规 CT 上是不能辨认的。当病变进展到重度肺气肿时,破坏区发生融合,这种病灶在小叶中心分布,不再能从 HRCT 或病理上辨认。有时称此种肺气肿为融合性肺气肿。在弥漫性融合性小叶中心型肺气肿中,由于周围缺乏并列的正常肺作密度上的对比,而使得病灶显得不那样低密度。此时,肺血管纹理稀疏形成小叶中心型肺气肿的另一种 CT 征象。

(2)全小叶型肺气肿:本型肺气肿的特征是肺小叶的一致性破坏,导致较大范围的异常低密度区,如小叶中心型肺气肿那样的直径几毫米的小圆形低密度区在全小叶肺气肿中未见到过。在严重的全小叶型肺气肿中,由于广泛的肺破坏,表现为病变区内血管纹理变形、稀疏,形成弥漫性的"简化肺结构",即肺野内仅剩下由血管、小叶间隔和支气管等肺内支持性结构,是容易和正常肺实质区分的。这种血管异常改变仅在肺组织有明显破坏时才有明确的表现。因此,轻度甚至中度的本型肺气肿常难以在 CT 上被确认。如前所述,全小叶型肺气肿在下叶最严重。

(3)间隔旁型肺气肿:由于本型肺气肿多发生于胸膜下、小叶间隔旁以及血管和支气管周围,故特别适用 CT 诊断。它的典型 CT 表现为肺周围部局限性低密度区。HRCT 可检出位于胸膜下的直径 0.5~1 cm 的小的间隔旁型肺气肿,对检出位于肺实质深部的直径 2 cm 的局限性肺气肿也有满意的对比度。间隔旁型肺气肿可散在分布于其他为正常的肺野内,也可与全小叶型或小叶中心型肺气肿共存。特别是小叶中心型肺气肿也可向脏胸膜方向延伸,因此,当在其他层面上的非周围部肺野内有小叶中心型的小圆形低密度区存在时,则此时的肺周围部的局限性低密度区很可能就是小叶中心型肺气肿的一部分。

　　位于胸膜下,直径>1 cm 的局限性肺气肿通常称之为肺大疱,这不代表一种特殊的病理现象,而是以大疱为主要征象的肺气肿,多见于青年人。它常有可见的壁,但常很薄(<1 mm)。肺大疱常作为间隔旁型肺气肿的一种表现,但它也可见于所有各型肺气肿中,或单独存在。因此,所谓"大疱性肺气肿"的术语没有特异性。若大疱限于小叶间隔旁,大疱之间为正常肺,其他的肺气肿区都沿支气管血管束排列,也无弥漫性肺过度充气,提示为间隔旁型肺气肿。按其大小及内部结构,肺大疱可分为 3 型:第Ⅰ型较小,与胸膜接触面小,但有较重的肺过度膨胀。因此,不管其大小如何,内部无结构可见,也易于破裂。第Ⅲ型大,累及较大范围的肺区,与胸膜接触面大,常仅有中度的肺过度膨胀,大疱内有相当数量的残余肺组织血管。第Ⅱ型介于第Ⅰ、Ⅲ型之间。若肺大疱是小叶中心型肺气肿的一部分或合并有广泛的全小叶型肺气肿,手术切除后常易复发。第Ⅰ型肺大疱手术易切除,第Ⅲ型者手术后常发生支气管胸膜瘘。不管怎样,若肺大疱大于一侧胸部的 1/3、邻近的肺正常,手术切除后可改善患者的呼吸困难症状。

　　如肺大疱非常大,至少占据一侧胸腔的 1/3 以上时为特发性巨肺大疱肺气肿,也称为"消失肺综合征"。巨肺大疱主要位于上、中肺野,也可见于下肺野,直径 1~20 cm,多为 2~8 cm,两侧肺大疱常大小不对称,周围肺组织被压缩,多伴有间隔旁肺气肿,在吸烟者中还可伴有小叶中心型肺气肿,在拟对巨肺大疱行手术前需要考虑以上问题。

　　(4)瘢痕旁型或不规则型肺气肿:本型肺气肿常见于局灶性瘢痕附近、弥漫性肺纤维化及尘肺特别是在融合性团块和进行性大块纤维化中。当 CT 上有可见的肺内纤维灶时,认识本型肺气肿是容易的,常规 CT 上就可发现纤维化周围直径 1.5 cm 的本型肺气肿,但当它与仅在显微镜下才能见到的肺纤维化共存时,其 CT 表现难以和小叶中心型肺气肿区别。

　　2.根据 HRCT 上肺气肿的严重度和支气管壁表现的 COPD 分型

　　COPD 是一种综合征,包含了以慢性气流阻塞为共同特征的不同的肺气肿、小气道病变和细支气管炎等的一组疾病。文献上还有根据它们的 HRCT 表现分为下列 3 型:①气道型:无或仅有少许肺气肿[CT 上的肺部低衰减区(LAA)

<25%],有或无支气管壁增厚;②肺气肿型:有肺气肿(LAA>50%),无支气管壁增厚;③混合型:有肺气肿及支气管壁增厚。气道型和肺气肿型比较:前者多为不吸烟者,弥散能力高,肺过度充气少,对支气管扩张剂有较大的可恢复性。根据上述 HRCT 表现的分型,Tatsumi 等对 1438 例 COPD 病例的研究中 90% 为肺气肿型,10% 为气道型。

(三)CT 和病理、胸片的比较

应用以上叙述的诊断标准作肺气肿的 CT 诊断是可靠的。HRCT 表现和病理表现的对照研究证实在肺气肿的范围上两者间的相关系数为 0.85~0.91,是较为理想的。Foster 等的小叶中心型肺气肿的常规 CT 和病理比较中发现两者诊断一致者为 84%,CT 的假阴、阳性各为 8%,较胸片和病理对照的结果有显著的提高。当应用 HRCT 后,它与病理的符合率又有进一步提高,在 Hruban 的20 例尸检材料的 HRCT 和病理比较中,15 例病理为小叶中心型肺气肿者,HRCT 均作出同样诊断,其中包括 4 例病理上为轻度肺气肿者,在 5 例病理上无小叶中心型肺气肿者中 HRCT 上 4 例正常,1 例将肺尖部陈旧性结核灶周围的瘢痕性肺气肿误为小叶中心型肺气肿。Kuwano 等发现在 HRCT 中,层厚1 mm的 CT 图像对检出肺气肿的低密度区效果好,它更正确地反映了肺气肿的病理,而层厚 5 mm 的图像对评价血管纹理的分布较好,但在早期肺气肿的诊断中检出低密度区要比评价血管纹理的分布重要得多。因此,作层厚 1~2 mm 的 CT扫描在早期肺气肿的诊断上是很重要的。胸片和尸检的对照结果表明,轻度肺气肿时胸片常正常,中度和重度肺气肿也分别仅 41% 和 67% 可从胸片上加以诊断。因此,可以认为胸片在肺气肿的诊断上是不敏感的。当比较胸片和 CT 在肺气肿诊断上的价值时,可以发现 CT 不仅较胸片的诊断敏感性为高(CT 能较胸片提高 28%~38% 的肺气肿检出率),还较胸片有更高的诊断特异性,HRCT在正常人和因其他原因在胸片上呈现肺过度充气的患者中也较少出现假阳性。CT 特别对检出位于肺尖、膈上或较小的肺大疱较胸片有较大的优越性。

(四)CT 和肺功能的比较

肺气肿患者的肺功能改变表现为气道阻塞和弥散功能降低,较胸片要敏感。但上述改变在其他病因引起的 COPD 中也可存在,不能加以鉴别,而且据估计肺组织要破坏达 30% 以上时,才能出现肺功能改变,因此,肺功能正常时也不能除外肺气肿。虽然肺功能检查较胸片在肺气肿的诊断上有较高的敏感性,但不少报告研究了 CT 和肺功能检查在肺气肿定性和定量诊断上的关系,几乎一致肯定它们之间存在相当密切的关系。在肺功能检查中依赖 FEV_1 和它占用的肺活量的多少（FEV_1/FVC）来反映气道有无阻塞，用一氧化碳弥散功能（DLCO）来反映肺泡毛细血管膜表面区域的减少程度。Goddard、Bergin、Sakai 等先后报告 CT 上见到肺气肿严重程度和肺功能检查之间有密切的阳性关系。随着 CT 上肺气肿严重度的增加，DLCO 和 FEV_1 均同步发生变化。Sanders 和潘纪成等都曾报告在肺功能诊断为肺气肿的患者中，91%～96%CT 上都有肺气肿的证据，说明 CT 在肺气肿的检出上至少和肺功能有相似的敏感性。更加重要的是在无肺功能改变的患者中 66.7%～69% 在 CT 上发现有肺气肿的征象。Omori 等也曾对 615 例 40～69 岁低剂量肺癌普查中的男性病例作了 CT 和肺功能检出肺气肿的比较，在 380 例吸烟者中有 116 例在 CT 上显示有肺气肿，而其中 91 例（78%）的肺功能正常。因此，CT 在检出轻度肺气肿上较肺功能检查有更大的敏感性。Gurney 在比较 HRCT 和肺功能的结果中，也发现在肺功能正常者中 40% 在 HRCT 上有肺气肿。他还发现在这些病例中肺气肿多位于上肺部，因而认为上肺部是一沉默区，在该区可发生较广泛的肺破坏而无肺功能异常，也不出现症状。这使得好发于上肺部的小叶中心型肺气肿的临床诊断更为困难，对这些肺气肿的诊断目前只有依赖 HRCT。

（五）CT 诊断肺气肿的限度

虽然 HRCT 对肺气肿的诊断有很高的敏感性和特异性，但它仍有一定限度。Miller 曾报告27 例HRCT 和病理的对照研究，在病理上 4 例小叶中心型肺气肿，2 例轻至中度全小肺型肺气肿在 CT 上未见到肺气肿征象。在回顾性的对比研究中发现：直径<0.5 mm 或面积<0.25 mm^2 的局灶性破坏区无论在 1.5 mm 或 10 mm 层厚的 CT 上均不能被发现。因此，可以得出以下结论：CT 特别是 HRCT 是当今诊断早期肺气肿的最敏感的无创性方法，但对最早期的肺气肿仍是不敏感的，也不能除外肺气肿。

（六）肺气肿的 CT 定量诊断

CT 可对肺气肿作出定性诊断，还可对它的分布范围和严重度作出正确的定量诊断。

1.视觉定量

对 CT 上所见到的肺气肿区用一种简单的视觉（肉眼）分级系统加以定量。Bergin 首先报告了 32 例肺气肿的视觉定量和病理所见的关系，结果显示在 CT 定量和病理估计之间有良好的相关，也和 DLco、FEV_1、FEV_1/FVC 等肺功能参数之间密切相关。计分时左右侧分别计分，每层面上的肺气肿区范围分为 0～4 级，0＝正常，1＝肺气肿区＜25％，2＝肺气肿区占 25％～50％，3＝肺气肿区占 50％～75％，4＝肺气肿区＞75％；严重度分为 0＝无肺气肿，1＝有＜5 mm 的低密度区，2＝为＜5 mm 和＞5 mm 的低密度区共存，3＝弥漫性低密度区，无正常肺插入或呈融合性低密度区。各层面范围和严重度得分乘积的总和即为该例全肺肺气肿的得分，总分为 120 分，如除以层面数则为该例的肺气肿平均得分，＜8 分为轻度肺气肿，8.1～16 分为中度肺气肿，16.1～24 分为重度肺气肿。Sanders 等用相似的方法对 60 例男性肺气肿者作了胸片、CT、肺功能的比较，结果认为 CT 较胸片在肺气肿和肺功能参数之间有更好的相关。Eda 曾用相似的方法于吸气末和呼气末 CT 上，并取得呼气末得分和吸气末得分的比值（E/I），结果显示两者的得分和 E/I 比都和 FEV_1、FEV_1/FVC 和 VC 有良好的相关，而 E/I 比和 RV/TLC％有更好的相关，作者认为肺气肿区得分反映的是肺气肿程度，而 E/I 比反映的是空气潴留，有利于区别在呼气 CT 上难以区分的肺气肿或空气潴留。

2.数字定量诊断

除上述用视觉读片方法来作肺气肿的 CT 诊断外，还可以利用测量像素的 CT 值来作肺气肿的 CT 数字定量诊断。早先是测定每层层面的平均 CT 值，Rosenblum 报告正常人吸气末的全肺平均 CT 值为－813 Hu±37 Hu。我国正常成人为－816 Hu±26 Hu，其值由上肺区至下肺区形成一个下降的梯度。由于肺部 CT 值是由血液、组织和空气三者的衰减值综合形成的，因此，若局部或普遍的远端气腔增大和/或组织有破坏，如在肺气肿中那样，则空气和血液之比将增大，形成－1 000～－900 Hu 范围内的 CT 值。由于在 10 mm 层厚的深吸气末的 CT 扫描上肺的平均衰减值为－850～－750 Hu，在＞2 个标准差以外的近－900 Hu 处被视为是肺气肿的阈值。现在，大多数 CT 扫描机都具有选择性的使在一定范围内 CT 值的像素更明亮或用一种、多种假彩色的后处理软件，当把被选择的 CT 值限定在－1 000～－900 Hu 内时即可将空气样密度的肺气肿区域检出。Müller 首先报告用称之为密度屏蔽的方法，使＜－910 Hu 像素增亮，从而将肺气肿区域画出来，并计算位于该阈值以下像素的面积及其所占全肺野面积的比例，即像素指数（PI）。通过每层层面上肺气肿区域和正常肺区的比例计算。可得到该患者肺气肿范围的定量诊断，其结果与肺气肿的病理级别间是密切相关的，这种方法得到不少作者的支持。

Kinsella 也证实了密度屏蔽定量诊断的结果与肺功能检查的结果也是密切

相关的。但这种用手工方法计算的定量诊断太费时间，不实用。后来，Archer在上述像素 CT 值分析的基础上，发展了一种在 CT 层面上自动计算肺容积和肺气肿所占百分比的系统，大大地缩短了所需时间，其结果与用手工计量者无显著差异。现在利用多排 CT 取得的三维容积性资料，可作比像素衰减值测定更准确的体素衰减值测定。由于 CT 值的测定受多种因素影响，如扫描机型、扫描技术、层厚、呼吸状态等，究竟以何种阈值来分割有无肺气肿尚无一致的意见，其范围为 $-960 \sim -900$ Hu 不等，也曾提出了诊断不同严重度肺气肿的阈值，如阈值 -960 Hu 用于严重的肺气肿，而阈值 -856 Hu 则用于轻度肺气肿；用薄层 CT 和锐利算法重组时的阈值为 -950 Hu，在呼气 CT 上则以 -910 Hu 与病理的相关最好。目前似乎视 -950 Hu 为在 HRCT 上诊断肺气肿范围的有效阈值者较多，它和肺功能参数之间有良好的相关。如前所述，需要注意的是在用定量技术作肺气肿的检出和定量时，选择作为肺气肿增亮区的肺密度值范围可能随 CT 扫描机而异，因此要首先决定每架 CT 机区分正常肺和气肿性肺之间的阈值。其次还要注意一些扫描技术包括层厚和是否用造影剂增强，都可以影响测量的 CT 值。如 Adams 等发现利用薄层 CT 扫描会使 CT 值为 $-1\,000 \sim -900$ Hu 的区域从厚层的占平均 9.6% 增加到 16.1%，而用造影剂增强后其面积从增强前的 8.9% 降为 3.3%。肺气肿的 CT 值定量诊断由于消除了在视觉读片时的主观解释上的差异，也解决了用不同窗条件时 CT 表现上的差异，在肺气肿的流行病学和纵向研究上是十分重要的。但 Stem 指出，在临床实践中，对 CT 图像直接观察作视觉上的分级和上述较复杂的定量方法的结果几乎是同样正确的。

（七）HRCT 诊断肺气肿的临床适应证

虽然 CT 是最敏感的生前诊断肺气肿的方法，但由于其成本较高，在临床实践中结合病史、肺功能改变及胸片上的肺容积增加和肺破坏的表现，还是多利用胸片作肺气肿的日常诊断。但在一些早期肺气肿的患者中，常无胸片及阻塞性肺功能改变，却可有气短或肺弥散功能异常，难以和间质性肺病或肺血管病区别，此时在 HRCT 上若可见有明显的肺气肿，则可避免做进一步的活检。由于 HRCT 在肺气肿的分型和定量诊断上的作用，它对肺移植术、肺大疱切除术及严重肺气肿患者的肺减容术的术前评定都有很大价值。

第三节　纵隔占位性病变

一、纵隔淋巴结结核

纵隔淋巴结结核为小儿肺结核的常见表现,原发性肺结核患者的 90% 可出现淋巴结核。由于成人对结核有抵抗力,纵隔淋巴结核的出现率大约在 4.4%。女性高于男性,比例为(1.9~2.8)∶1。

(一)临床表现

主要为乏力、盗汗和咳嗽等全身症状,大多数患者仅有少量或无症状。

(二)病理表现

显微镜下,结核性淋巴结内主要为干酪性坏死、液化和肉芽组织增生。

(三)CT 表现

结核性淋巴结增大,典型特征为强化扫描后的中心低密度、周边强化的结节(图 3-1)。Jung 等发现,淋巴结结核在 CT 平扫图像上,可表现为低密度(<30 Hu)或软组织密度(>35 Hu)。强化后 CT 值为 101~157 Hu,可表现出以下几种强化形式。

1.周边强化

增大淋巴结周边有均匀、薄层和完整的强化环。厚而不规则的完整或不完整的强化环;位于周边或中心的球状强化。淋巴结一般>2.0 cm,强化区的 CT 值约为 100 Hu。这类患者最常见,也往往有严重的全身症状(图 3-2)。

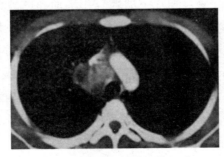

图 3-1　纵隔淋巴结结核(一)

CT 强化扫描示气管前、腔静脉后间隙淋巴结增大、融合,边缘强化,中心见低密度坏死区

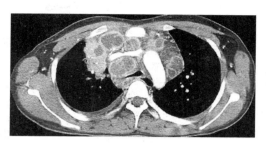

图 3-2　纵隔淋巴结结核（二）

纵隔多发淋巴结增大，周边有强化环

2.不均匀强化

淋巴结内多个低密度区的存在，之间有不规则的强化和分隔或薄的斑片状强化（图 3-3）。

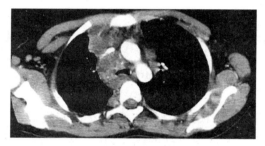

图 3-3　纵隔淋巴结结核（三）

增强扫描纵隔淋巴结增大，不均匀强化

3.均匀强化不伴低密度区

均匀强化的淋巴结最大径常＜2.0 cm，症状少或无症状（图 3-4）。

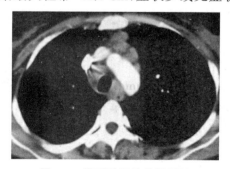

图 3-4　纵隔淋巴结结核（四）

CT 强化扫描示血管前间隙多发淋巴结增大，密度均匀，部分融合，部分为边界清楚的软组织结节。中、后纵隔见增大淋巴结

4.不强化

淋巴结增大融合,其内低密度区伸至结外,周围的纵隔脂肪线消失。

淋巴结结核的活动性不同,在 CT 图像上的表现也有所差别。Moon 等发现:活动性淋巴结结核,大多数结内有多个低密度区或周边强化中心低密度,少为均匀强化,结内钙化灶的出现率为 19%,大约有 73% 的患者有全身症状。而非活动性淋巴结结核的结内常无低密度改变,几乎 100% 的表现为均匀密度,83% 伴发钙化灶。活动性淋巴结较非活动性大。抗结核治疗后,淋巴结可缩小,结内低密度减少或消失,钙化增加。

(四)CT-病理对照

CT 图像上淋巴结显示为周边强化中心低密度,病理为淋巴结中心完全的坏死(干酪坏死或液化)。不均匀强化淋巴结为结内肉芽组织存在及炎性血管增生,干酪坏死少于周边强化者。

总之,CT 扫描有助于确定或证明淋巴结增大的存在,通过显示淋巴结的中心低密度周边强化的 CT 特征,来确诊纵隔结核性淋巴结炎。

二、结节病

结节病是一种不明原因的全身性疾病。女性好发。可累及全身多个器官、组织。绝大多数患者有胸部淋巴结的累及,并沿淋巴管累及肺内组织。

(一)病理表现

为非干酪样肉芽肿性炎性疾病。

(二)临床表现

乏力,轻咳等。

(三)CT 表现

结节病主要表现为肺门和纵隔的淋巴结增大(图 3-5)。60%～90% 的结节病有肺门和纵隔淋巴结的增大,两者常同时出现,且为对称性表现。41% 的结节病同时有肺和纵隔的异常,43% 的患者单独表现为肺的异常。

结节病引起的纵隔内淋巴结增大主要在气管旁、主肺动脉窗、隆突下和血管前间隙。其他间隙淋巴结也可增大,但相对少。增大的淋巴结可融合形成肿块,但不如淋巴瘤的淋巴结大,可见均匀性、点状或蛋壳样钙化,少有强化或有坏死的出现。

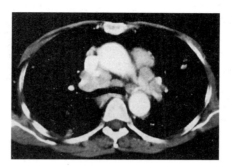

图 3-5 结节病(一)

CT 强化扫描示纵隔各间隙淋巴结增大及双肺门多

发淋巴结增大,增大的淋巴结密度均匀,有融合

结节病可侵犯双肺实质,范围从 5%～85% 不等。HRCT 能充分显示结节病的肺部异常改变,包括:磨玻璃样征、不规则线样影和小叶间隔增厚,其出现率分别为:83%、72% 和 89%。肺内结节(图 3-6)包括沿支气管血管束的结节(100%)、胸膜下结节(100%)和小叶间隔的结节(89%)。此外也可见含气囊腔,出现率为 39%,肺内结构扭曲为 50%,两种征象可长期存在。

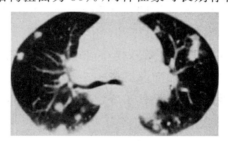

图 3-6 结节病(二)

肺窗示双肺多发结节,与血管纹理关系密切

磨玻璃样征是结节病最早的肺内征象,它代表活动性肺泡炎或广泛扩散的微小间质性肉芽肿,继而出现纤维化。不规则线样影被认为预后差的表现之一。Müller 等认为不规则线样影比有结节的患者肺功能差,但并不提示有不可恢复的纤维化存在。当不规则线伴有结构的扭曲、肺门和叶裂移位、囊性灶和收缩性肺不张时,肺纤维化可诊断。

总之,肺结节病可表现出肺门和纵隔淋巴结的增大以及肺内结构的异常。淋巴结增大以肺门和纵隔淋巴结对称性增大为特征;肺的磨玻璃样征、肺结节、不规则线和增厚的小叶间隔代表疾病的可恢复性;囊性腔、结构扭曲为不可恢复性的 CT 表现。

三、淋巴瘤

恶性淋巴瘤为全身淋巴网状系统的原发性肿瘤,分为霍奇金病(Hodgkin disease,HD)和非霍奇金淋巴瘤(non-Hodgkin lymphoma,NHL),两者均可累及胸部淋巴结,HD更易累及纵隔淋巴结。

(一)霍奇金病

HD可发生在任何年龄,好发年龄为30～40岁。女性多于男性,男女之比为1:(1.39～1.94)。占新发恶性肿瘤的0.5%～10%。80%的淋巴瘤伴有胸部纵隔的累及。

1.病理表现

淋巴瘤的肿瘤大体标本剖面呈鱼肉样,镜下瘤组织由胶原纤维带分隔成多个细胞结节,其内主要为增生的淋巴瘤细胞,且大小不等,并见特异的R-S细胞及陷窝细胞。可分为淋巴细胞突出型、结节硬化型、混合细胞型及淋巴细胞消减型。不同的组织类型预后有差别。

2.CT表现

淋巴瘤累及纵隔,主要导致纵隔淋巴结的增大。其最常累及部位为血管前间隙、气管旁淋巴结,其次是肺门淋巴结(28%～44%)、隆突下(22%～44%)、心膈角(8%～10%)、内乳淋巴结(5%～37%)和后纵隔淋巴结(5%～12%)。若仅有一组淋巴结受累,多在血管前间隙。常多个淋巴结群同时受累。CT扫描为检查纵隔淋巴瘤的首选手段,尤其是显示隆突下、内乳旁、主肺动脉窗的淋巴结。

CT强化图像上常见表现如下。

(1)淋巴结增大呈密度均匀的软组织结节,可融合呈较大肿块,均匀强化(图3-7)。

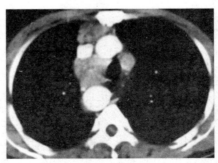

图3-7　霍奇金淋巴瘤(一)

CT增强扫描示纵隔多发淋巴结增大,融合,密度均匀

（2）多发增大淋巴结并存,且边界清楚、锐利(图 3-8)。

少见 CT 征象为增强后,增大淋巴结显示为低密度或坏死性或囊性结节(图 3-9)。更少见的征象表现在未治疗患者的淋巴结内出现细砂样钙化。

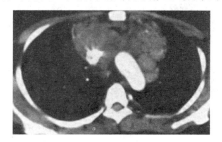

图 3-8   霍奇金淋巴瘤(二)

CT 增强扫描示多发增大淋巴结,部分融合,部分呈单个结节,且边界清楚,锐利

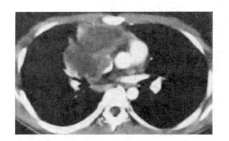

图 3-9   霍奇金淋巴瘤(三)

CT 增强扫描示前纵隔边缘不规则肿块,偏向右侧胸腔生长,密度不均匀,呈结节状、片状强化

(二)非霍奇金淋巴瘤

NHL 常发生在 55 岁左右年龄,较 HD 少累及胸部。在小儿淋巴瘤中,NHL 多于 HD 累及胸部。NHL 有 40%～50% 的患者有胸部累及,仅为 HD 的一半。

1.病理表现

NHL 肉眼观瘤体较大,灰白色,有凝固坏死灶。在显微镜下,肿瘤的主要成分包括淋巴母细胞性淋巴瘤和大细胞淋巴瘤,前者由曲核和非曲核、中等大小的瘤细胞构成,后者由胞浆丰富明亮、个体较大的瘤细胞构成,可呈实体癌巢或小叶状分布并被纤维组织包绕。

2.CT 表现

NHL 累及纵隔常只有一个淋巴结组。最常为上纵隔(74%)(血管前间隙和上份气管前)(图 3-10),其次为隆突下(13%)、肺门(9%)和心隔淋巴结(7%)。相对于 HD,NHL 更易累及后纵隔淋巴结(10%)(图 3-11)。

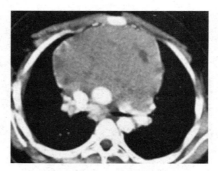

图 3-10　非霍奇金淋巴瘤(一)

CT 增强扫描示前纵隔实性肿块,边缘不规则,密度不均匀,内
见点片状低密度区,周围不规则强化。肿块侵入血管间隙内

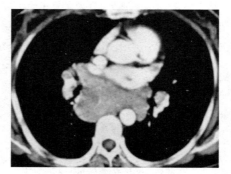

图 3-11　非霍奇金淋巴瘤(二)

CT 增强扫描示后纵隔实性肿块,密度均匀。双肺门淋巴结增大,均匀强化

NHL 可表现为多个边界清楚、密度均匀的增大淋巴结,也可为融合成团形成较大的孤立肿块,密度可均匀或不均匀。当较大的肿块形成时,密度多不均匀,有灶性坏死。淋巴结钙化为少见改变。结外累及多于 HD,包括肺(13％)、胸膜(20％)、心包(8％)和胸壁(5％)。HD 和 NHL 累及纵隔淋巴结,均优势累及气管旁及主肺动脉窗淋巴结,其次为隆突下及右肺门淋巴结。

3.鉴别诊断

需与纵隔淋巴结结核和淋巴结转移性肿瘤和结节病鉴别。结核性的淋巴结常大于 20 mm,呈中心低密度周边强化的强化方式,易累及气管右旁及右肺门淋巴结。转移性淋巴结的增大区域与肺内原发肿瘤的位置有关。多数转移性淋巴结增大呈均匀强化密度表现,少数淋巴结中心有液化坏死,常因原发病灶的位置而存在着不同的优势解剖分布。结节病的淋巴结呈对称性的双肺门淋巴结增大伴纵隔淋巴结增大,增大的淋巴结密度均匀,可有点状或蛋壳样钙化,极少发生坏死。

NHL 在前纵隔形成孤立的肿块时,有时较难与纵隔生殖细胞瘤和胸腺癌鉴别。

四、纵隔神经鞘膜瘤

神经源性肿瘤主要位于后纵隔,占成人纵隔肿瘤的 9%,小儿的 29%。主要来自周围神经、神经鞘和交感神经节。在成人的神经源性肿瘤中 75% 是神经鞘瘤和神经纤维瘤,而小儿的 85% 是交感神经源性肿瘤。神经鞘瘤又名雪旺氏瘤,来源于神经鞘细胞。

临床特征:30～40 岁为好发年龄,男女发病一致。大多数患者无症状,仅一小部分患者因肿瘤压迫或椎管内扩张而有感觉异常或疼痛。

(一)病理表现

起源于周围神经鞘细胞。神经鞘瘤为单发性肿块,圆形或卵圆形,包膜完整境界清楚,切面灰白或稍带黄色,实体性,部分为黏液变性和囊变。可由呈束状排列的长梭形瘤细胞或由疏松的黏液样组织及微小囊腔合并泡沫状组织细胞和淋巴细胞构成,分为束带型和网状型。

(二)CT 表现

神经鞘瘤位于椎体旁,或沿迷走神经、膈神经、喉返神经和肋间神经分布。CT 图像上为边界清楚、光滑、圆形或椭圆形的肿块,大多数为软组织密度,有不同程度的强化,常为环状强化(图 3-12)。也可为低密度表现(图 3-13),其原因主要为:肿瘤内有富含液体的纤维细胞、脂肪细胞以及肿瘤的囊性变。

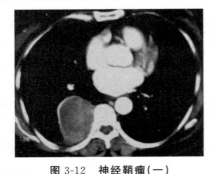

图 3-12 神经鞘瘤(一)

CT 增强扫描示后纵隔右旁类圆形肿块,边缘光滑,密度欠均匀,内见点、片状强化。邻近胸膜增厚。右侧胸腔少量积液

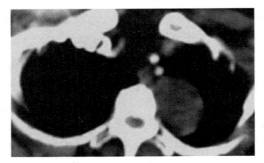

图 3-13 神经鞘瘤(二)

CT 增强扫描示左上纵隔旁肿块,密度较低(CT 值 16.6 Hu),边界清楚。肿块紧邻胸椎体左旁生长

T₁加权肿瘤信号高于肌肉信号，T₂加权肿瘤信号明显不均匀增高，形成中心高信号，周边低信号壁的肿块（图 3-14～3-16）。

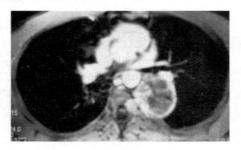

图 3-14　神经鞘瘤（三）

MRI 横断面，显示中纵隔左旁肿块，T₁加权见

肿瘤的不均匀强化，肿块呈多房样表现

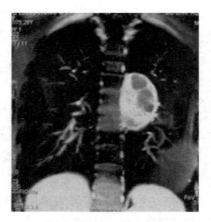

图 3-15　神经鞘瘤（四）

与图 3-14 为同一患者，MRI 冠状显示中纵隔左旁肿块，

T₁加权见肿瘤的不均匀强化，肿块呈多房样表现

少见征象为肿瘤内的点状钙化，均可出现在良、恶性肿瘤。10％的神经鞘瘤可通过椎间孔伸入椎管内，形成哑铃状外观。

恶性神经鞘瘤不常见，占神经鞘瘤的 5％～15％，一半来自神经纤维瘤病，极少为神经鞘瘤发展而来。临床上有持续几月或几年的疼痛、肿块和神经刺激症状。CT 鉴别良恶性较困难。恶性神经鞘瘤相对较大（＞5 cm）、不规则、密度不均匀，中心可因坏死和出血表现为低密度，可侵蚀纵隔和胸壁结构，并可血行转移到肺，很少有淋巴结的转移。

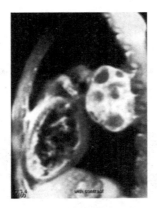

图 3-16　神经鞘瘤(五)

与图 3-15 为同一患者,MWI 矢状成像分别显示中纵隔左
旁肿块,T$_1$加权见肿瘤的不均匀强化,肿块呈多房样表现

五、胸腺脂肪瘤

胸腺脂肪瘤为纵隔少见的良性肿瘤,来源于胸腺或通过蒂与胸腺相连,约占胸腺肿瘤的 2%。可发生于任何年龄,最常见于小儿和青年人。几乎不伴有重症肌无力。

(一)病理表现

肿瘤大体标本与一般的皮下脂肪瘤无区别,呈黄色分叶状,有薄层完整的包膜,包含成熟脂肪组织和数量不等的胸腺组织,两者的比例在不同的个体不同。

(二)临床表现

大多不伴临床症状,常为胸片偶然发现。发现时常较大,可达 36 cm,突入胸腔。由于脂肪的柔韧性,肿块可伸进心膈角,在胸片上可误为心脏增大,胸膜或心包肿瘤、肺段不张,甚至肺隔离症。

(三)CT 和 MRI 表现

始终位于胸腺位置的脂肪密度肿块,有 3 种类型表现:①等量的脂肪和软组织混合存在的圆形或卵圆形肿块影,或片状影;②脂肪成分为主,伴岛状软组织密度影;③纯软组织肿块影。MRI 表现为 T$_1$加权图像上的高信号区,与皮下脂肪信号相似(图 3-17)。

肿块邻近结构可受压,出现率为 50%。CT 是评价胸腺脂肪瘤的存在、范围及其对周围结构影响的有效检查手段。

六、纵隔畸胎瘤

畸胎瘤占纵隔生殖源性肿瘤的 60%～70%。包括成熟型、未成熟型和恶性畸胎瘤。可发生于任何年龄，以小儿和青年人最多，男女发病一致。畸胎瘤可发生于体内许多位置。位于纵隔内的分布比例为：前纵隔的血管前间隙占 80%，中后纵隔和多间隙占 20%。

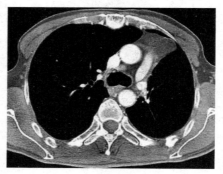

图 3-17　胸腺脂肪瘤

前纵隔片状脂肪密度影，密度不均，边缘光整

（一）病理表现

病变较小无症状，病变较大时，可引起胸痛、咳嗽和呼吸困难。成熟型畸胎瘤含至少两个胚层的结构，为成熟的软骨、脂肪和成熟的鳞状和腺状上皮组织，为良性肿瘤。未成熟畸胎瘤含较少外胚层成分，有成熟的上皮、结缔组织和未成熟的神经外胚层组织，婴幼儿时为良性，成人时表现出进展和恶性。恶性畸胎瘤含恶性组织成分，包括各种肉瘤组织，预后差，几乎全是男性发病。

（二）CT 表现

畸胎瘤主要表现为前纵隔的肿块，少部分为弥漫的纵隔增宽或纵隔肿块与邻近实变的肺组织分界不清。肿瘤大多突向纵隔一侧生长，主要突向左侧胸腔。常累及纵隔一个间隙（86%），且多在前纵隔。典型表现为有完整包膜、边界清楚的混杂密度肿块，可呈分叶状或边缘光滑的球形。包含液体、脂肪、软组织、钙化多种成分。这些特点有别于胸腺瘤和淋巴瘤。钙化出现率为 20%～80%，表现为局灶、环状钙化，代表牙齿和骨结构的存在。脂肪的出现率为 50%（图 3-18）。特殊征象为脂肪与液体的分层界面在肿块内出现。液体、脂肪和钙化同时出现率为 39%，可合并软组织存在。不含脂肪或钙化的非特异囊肿占 15%。

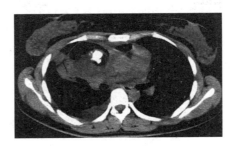

图 3-18　纵隔畸胎瘤

右前纵隔肿块影,密度不均,内有高密度的骨质,也为低密度的脂肪

　　成熟畸胎瘤成分多样,为边界清楚、分叶、不对称和含脂肪、液体、软组织和钙化的肿块(图 3-19)。软组织成分可表现为肿块周边线状影形成包膜(<3 mm),其次可表现为肿块中心的软组织分隔,将液体或其他组织分隔开,少部分为结节状软组织影,在强化 CT 图像上均有强化表现。成熟畸胎瘤可因肿瘤内胰腺或小肠黏膜分泌的消化酶的存在,致其破裂至邻近结构,如支气管、胸腔、肺,甚至心包。

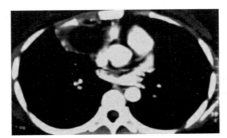

图 3-19　成熟畸胎瘤

CT 增强扫描示前纵隔肿块,突向右侧胸腔生长。

形态不规则,密度不均匀,边缘强化,内含脂肪成分

　　恶性畸胎瘤为结节状边界不清的实性软组织肿块,含脂少,可囊变,有较厚的强化包膜,可见出血和坏死(图 3-20)。

七、胸腺瘤

　　胸腺位于前纵隔,成人大多萎缩,被脂肪代替。在未退化完全的胸腺左叶常大于右叶,但边缘光滑、平整。当胸腺呈分叶状改变时应疑胸腺肿块的存在。胸腺肿块占纵隔肿瘤的 20%,包括:胸腺瘤、胸腺癌、胸腺类癌、胸腺囊肿、胸腺脂肪瘤和淋巴瘤。

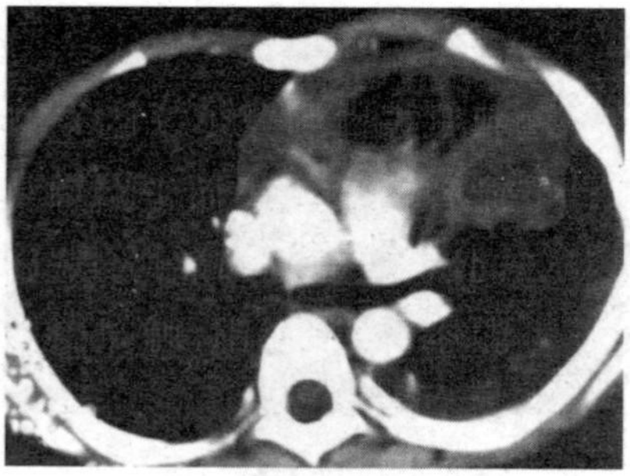

图 3-20　恶性畸胎瘤

CT 增强扫描示前中纵隔肿块突向左侧胸腔生长。形态不规则，密度不均匀，内含脂肪成分，与血管的脂肪间隙消失，伴左侧胸腔积液

胸腺瘤是纵隔最常见的原发肿瘤，占纵隔肿瘤的 15%。好发年龄为 50～60 岁，很少出现在20 岁以前。25 岁以下年龄者，尽管胸腺有时很大，但此年龄段胸腺瘤较少，因而诊断应慎重。>40 岁者，胸腺常为脂肪组织所代替，容易诊断胸腺瘤。

(一)病理表现

大体观肿瘤呈球形、卵圆形，可有结节状突出，瘤表面有纤维性包膜，切面瘤实质膨隆呈淡黄或灰红色，由纤维组织分隔形成分叶状或呈髓样均质形，可有坏死、囊变或出血。镜下瘤组织由上皮细胞和淋巴细胞组成。传统组织学分类包括上皮类、淋巴组织类和混合类。Marino，Müller-Hermelink 分类（根据形态学和组织学）为：①皮质型；②髓质型；③混合型。

根据 Ricci 报道，以髓质为主要成分的胸腺瘤多为良性，出现年龄较晚。以皮质为主要成分的胸腺瘤出现年龄较早，尽管经积极的治疗，5 年死亡率可达 50%，生存率 53%～87%。

组织学表现不能区分良、恶性胸腺瘤，恶性是指肿瘤侵及包膜或周围组织，因此胸腺瘤分为侵袭性与非侵袭性。3%胸腺瘤有侵袭性，可侵入邻近结构，而少有胸外的转移。侵犯内容包括：①邻近肺组织及胸壁侵犯；②局部纵隔结构：气管、上腔静脉等大血管；③胸膜和心包种植，可为一侧胸腔受累，也可种植在膈表面，并直接侵入腹腔。

胸腺瘤可分为 3 期。Ⅰ期：肿瘤与包膜相邻；Ⅱ期：肿瘤累及包膜和纵隔脂肪组织；Ⅲ期：肿瘤周围器官受侵和胸腔种植。

(二)临床表现

可无临床症状，有 30%～50%的胸腺瘤患者伴有重症肌无力。

(三)CT表现

肿瘤大多为软组织密度的肿块,强化后密度均匀(图3-21),少数肿瘤表现肿块内的钙化(图3-22),或肿瘤囊变伴结节。80%的胸腺瘤位于前纵隔的血管前间隙、心脏上方;20%胸腺瘤因胸腺组织异位至颈部,而位于颈部或胸廓入口处,与甲状腺肿块相似。在CT图像上,肿瘤与纵隔结构直接接触,脂线消失,不能表明有浸润;而脂线清晰,则说明无局部浸润。

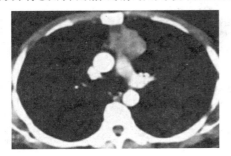

图3-21　胸腺瘤(一)

CT扫描示血管前间隙的肿块,密度均匀,边界清楚

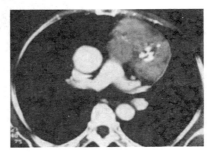

图3-22　胸腺瘤(二)

CT扫描示血管前间隙的软组织肿块,边界清楚,内见不规则形态的块状钙化

侵袭性胸腺瘤在CT图像上表现为形态不规则、密度不均匀的较大肿块,且侵入血管间隙,与血管间的脂肪间隙消失,并常出现胸腔积液和心包积液(图3-23～3-25)。

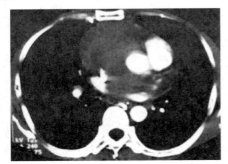

图3-23　侵袭性胸腺瘤(一)

CT增强扫描示前中纵隔肿块,密度不均匀,侵入血管间隙,血管受压,左侧少量胸腔积液

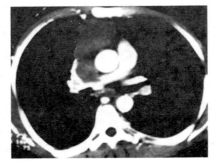

图3-24　侵袭性胸腺瘤(二)

CT增强扫描示前中纵隔肿块,密度不均匀,推压并侵入上腔静脉。右侧少量胸腔积液

八、纵隔生殖源性肿瘤

原发性生殖细胞瘤占纵隔原发肿瘤的10%～15%,也占所有前纵隔肿瘤的

10％～15％。生殖细胞瘤最常见于前纵隔，仅 5％位于后纵隔。

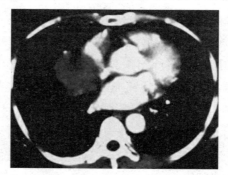

图 3-25　侵袭性胸腺瘤(三)

CT 增强扫描示前纵隔偏右生长的分叶状肿块，大小为 4 cm ×5 cm，密度不均，肿块突向右肺中叶。术前 CT 诊断误为右肺中叶癌

好发年龄为 20～40 岁。来源于前纵隔内胚胎组织迁徙过程受阻滞的生殖细胞。

生殖细胞瘤包括良、恶性畸胎瘤、精原细胞瘤、内胚窦癌(卵黄囊瘤)、绒毛膜癌、胚胎瘤和混合型生殖细胞瘤。80％为良性，主要是畸胎瘤。良性肿瘤中男女发病率一致，但在恶性生殖细胞瘤中男性比例可达 99％。在恶性生殖细胞瘤中，精原细胞瘤占 30％～40％，胚胎瘤占 10％，恶性畸胎瘤为 10％、绒毛膜癌为5％、内胚窦癌为 5％，余下的 30％～40％为混合型的恶性肿瘤。

目前 CT 有助于评价恶性生殖细胞瘤的进展、恶性程度，检测治疗效果。

(一)精原细胞瘤

原发的纵隔精原细胞瘤为恶性肿瘤，几乎全为男性发病，女性极少见。发病年龄范围较大，以 30～40 岁常见。

1.临床表现

胸痛为最常见症状，其次为呼吸道症状，如呼吸困难和咳嗽，以及较大肿块压迫或侵蚀上腔静脉引起的上腔静脉综合征。实验室检查，有 10％的单纯精原细胞瘤 HCG 的升高，而无 AFP 的升高。

2.病理表现

瘤体常较大而软，黄褐色，可有出血和坏死灶。镜下，由巢状分布的大多角细胞(精原细胞)构成，伴淋巴细胞浸润和散在分布的合体滋养层细胞。

3.CT 表现

前纵隔肿块，常较大，平扫密度均匀，强化后扫描呈不均匀强化，可见低密度区,但不含脂肪,肿块边缘不规则,呈浅分叶状生长,并明显推压前纵隔的血管,并可见肿瘤组织伸入血管间隙,侵蚀心包和胸膜,引起心包和胸腔积液(图 3-26,图 3-27)。

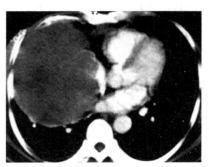

图 3-26　精原细胞瘤(一)

CT 增强扫描示前中纵隔肿块,12 cm×15 cm 大小,偏向右侧胸腔生长,软组织密度,较均匀。推压上腔静脉致其变形,与血管的脂肪间隙消失,心包增厚,右侧胸腔少量胸腔积液

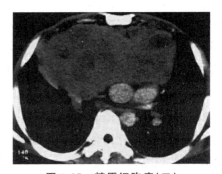

图 3-27　精原细胞瘤(二)

CT 增强扫描示前纵隔巨大软组织密度肿块,轻度强化,可见点、片状低密度坏死区

对放、化疗敏感。长期生存率可达 80%。

(二)非精原细胞瘤

非精原细胞瘤很少见,常以混合成分存在。内胚窦瘤由管状或乳头状分布的瘤细胞构成,在瘤组织内形成大小不等的腔隙,腔隙互相沟通呈网状排列,AFP 阳性。纵隔绒毛膜癌由单核的细胞滋养层及多核合体滋养层细胞构成,瘤组织内有丰富血窦和大片出血区,β-HCG 阳性。

CT 表现如下述。

非精原细胞瘤均可表现为密度不均匀的肿块(图 3-28),还因坏死、出血、囊变形成边界不清的低密度肿块。不含脂肪,有棘状突起,呈浸润性,可见钙化。

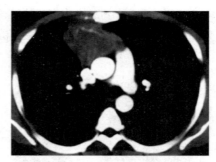

图 3-28　非精原细胞瘤(内胚窦癌、胚胎癌成分混合肿瘤)
CT 增强扫描示前纵隔软组织密度肿块,形态不规则,可见片状和线状强化

九、巨淋巴结增生

巨淋巴结增生(Castleman 病)是一种淋巴结瘤样增生性疾病,1954 年由 Castleman 首先报告。由于其组织学改变特殊,病因不明,故当时只能以人名命名,称为 Castleman 病。后来沿用的名称很多,如滤泡性淋巴网状瘤,血管性淋巴错构瘤,良性巨淋巴结,类胸腺瘤样局限性纵隔淋巴结肿大等。目前病因仍不清,但有两种学说:第一种认为霍奇金病的变异型,有潜在的恶性;第二种认为是由炎症或某些未知抗原引起的淋巴反应性增生。本病可发生于有淋巴结存在的任何部位,以纵隔最多见,占 70%,颈部约占 14%,腹膜后和盆腔占 4%,腋淋巴结占 2%。巨大淋巴结直径一般在 2~10 cm,最大者可达 21 cm,多数包膜完整,少数可侵犯包膜外另外淋巴结外病灶可无包膜。局限型一般为单发。系统型则为多灶性侵犯,甚至为全身性淋巴结病。组织学上分为 3 型:①血管透明型,占 80%~90%,滤泡内和滤泡间淋巴组织增生,滤泡中心含大量透明性的毛细血管;②浆细胞型,占 10%~20%,以显著成片的浆细胞浸润为主,周围绕以免疫母细胞;③中间型,为上述两种类型的混合存在,可见于多中心型。

(一)病理表现

无或轻微临床症状,病程缓慢,预后较好。浆细胞型常多发,发病较早,侵袭性较强,可合并其他系统疾病,病程发展快,预后不良。病变发展缓慢,病程较长,历时数年余,患者仅表现为非特异性临床症状,亦有报道全身同时多处病变并肝、脾大,呈恶性过程,短期内死亡,并认为这与免疫缺陷有关。

对于本病的良恶性问题,根据临床过程的不同将其分为 4 组:①稳定型;②慢性复发型;③进展型;④恶变型。局限型者见于稳定型和慢性复发型,多中心性者为进展型。

好发部位早期报道多发生于纵隔淋巴结,后来发现从浅表淋巴结到内脏均可发生。而且有报道发生于心胸腔、颅内、肌肉、咽部、肺、外阴等处者。目前根据侵犯部位不同,分为局限与系统。

发病年龄局限性者发病年龄在 20 岁左右,系统性者 57 岁左右。二者显然不同,男性多于女性。

(二)CT 表现

巨淋巴结增生的影像学特征为多个结节,大小不一,有的可达 5 cm 以上,平扫示肿块边缘光整,实质均匀,偶尔可见钙化及卫星结节,不侵及邻近组织。增强后肿块呈明显均匀强化,尤其是血管透明型病变,其强化程度与邻近大血管相似。肿块明显强化是因为肿块具有较多支供血血管和丰富的毛细血管所致。中心可见液化坏死区,尤其是侵袭性生长,周围可见小结节影(图 3-29,图 3-30)。

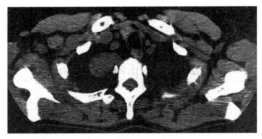

图 3-29　巨淋巴结增生症(一)

纵隔右侧见一肿块影,平扫与软组织密度相似

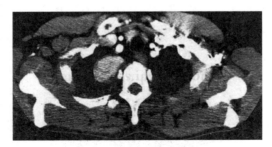

图 3-30　巨淋巴结增生症(二)

与图 3-29 为同一患者,增强扫描后,纵隔右侧肿块影明显强化

(三)鉴别诊断

巨淋巴结增生无特异性临床表现和影像学特征,最后的确诊仍需活检病理证实,但是当患者无或仅轻微症状,纵隔内和腹膜后出现单个慢性巨大肿块,CT平扫示肿块边缘清楚,实质密度均匀,尤其是肿块呈显著强化和邻近大血管一致

时,提示本病的可能。即使实质密度不均匀,中心液化坏死,但实质部分呈显著强化,与邻近大血管相似时,在鉴别诊断中仍然要考虑到本病的可能。

第四节　胸膜肿瘤

一、胸膜脂肪瘤

胸膜脂肪瘤是一种少见的胸膜肿瘤,CT 表现有特征,一般诊断并不难。起于胸膜间皮层下,部位较局限,生长缓慢,突入胸膜腔内。

(一)临床表现

患者常无明显的临床表现,通常是因胸部其他疾病做检查时无意中发现。

(二)CT 表现

胸壁弧形影向胸腔内突出,椭圆形阴影。密度较淡、均匀、边锐,紧贴于胸壁,边界清晰锐利。纵隔窗上可能见不到。肺窗示胸膜下见梭形影,以宽基底部与胸膜相贴(图 3-31),边缘锐利,CT 值可为－100 Hu 左右。病灶密度均匀,与胸部皮下脂肪密度相等(图 3-32)。CT 因有良好的密度分辨率可直接测出其脂肪密度,结合常规纵隔窗无异常发现,而肺窗病灶明显,一般可做出诊断(图 3-33,图 3-34)。CT 检查胸膜脂肪瘤几乎不必与其他疾病鉴别。

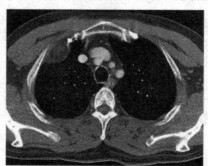

图 3-31　胸膜脂肪瘤(一)

右前上胸膜见一梭形包块影,宽基底与胸膜相连,肺野侧边缘光整。密度低

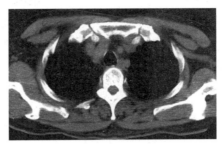

图 3-32　胸膜脂肪瘤(二)

右侧前上胸膜包块影,胸壁弧形影向胸腔内突出,椭圆形
阴影。密度较淡、均匀,紧贴于胸壁,边界清晰锐利

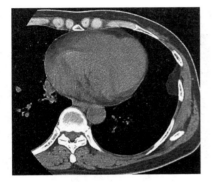

图 3-33　胸膜脂肪瘤(三)

肺窗可见左侧胸壁宽基底与胸膜
相连的结节影,跨斜裂

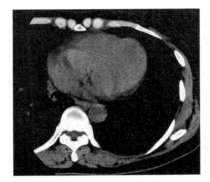

图 3-34　胸膜脂肪瘤(四)

与图 3-83 为同一患者,纵隔窗见
包块密度低,而且均匀

二、局限性胸膜纤维瘤

局限性胸膜纤维瘤是胸膜较为常见的肿瘤之一,有别于弥漫性胸膜间皮瘤。

(一)病理表现

局限性胸膜纤维瘤起源于于间皮下纤维组织,多源于脏层胸膜,突入胸膜腔生长,也有学者认为多数来源于小叶间隔的间质细胞或来源于肺组织。50%以上的肿瘤带蒂,也有无蒂而附着于胸膜表面者。

局限性胸膜纤维瘤患者可有 Poland 综合征,Poland 综合征在临床上表现为胸大肌缺损及同侧短指(趾)并指(趾)畸形,有学者认为同时出现局限性胸膜纤维瘤和 Poland 综合征可能与中胚层发育异常有关。

部分学者认为有良、恶性之分,但是并未得到多数人的认可。

（二）临床表现

局限型胸膜纤维性肿瘤可发生于任何年龄，男女发病机会相当。本病发病率低，无特异症状，术前易误诊。临床症状有胸痛、胸闷、咳嗽，肿瘤增大到一定程度压迫周围组织器官引起相应症状，少数可伴肺源性骨关节病、杵状指、低血糖。

（三）CT 表现

CT 平扫多表现为密度均匀、边界光整、紧临胸壁的孤立性椭圆形肿块。肿块边缘与胸壁交角多数为钝角（图 3-35）。

CT 增强扫描示肿块强化较显著，可均匀也可不均匀，CT 值在 35～65 Hu 之间，肿块内可见簇状小血管影，向外压迫推移周围组织结构。部分病例可见肿瘤与胸膜之间的蒂，为位于肿瘤与胸膜之间的小结节影，强化较肿瘤组织更明显（图 3-36）。

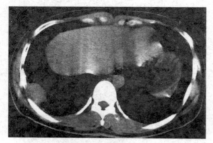
图 3-35　胸膜纤维瘤（一）
右侧胸膜紧贴胸壁的包块影，边
缘光整，密度均匀

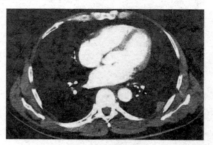
图 3-36　胸膜纤维瘤（二）
左侧胸膜包块影，增强扫描强化
均匀，与胸膜为钝角相连

（四）鉴别诊断

（1）有胸大肌缺损及同侧短指（趾）并指（趾）畸形，高度支持局限性胸膜纤维瘤的诊断。

（2）CT 片上发现肿瘤与胸膜之间的蒂，有利于局限性胸膜纤维瘤的诊断。蒂内含有较粗的血管，CT 轴位图像上于肿瘤边缘可见一结节状影，增强扫描后结节影内有明显的血管强化表现。

（3）必要时需做胸膜穿刺活检，以明确诊断。

三、胸膜间皮瘤

胸膜间皮瘤系胸膜原发性肿瘤，是一种少见肿瘤，据报道占肿瘤的 0.04% 左右，但近年其发病率有逐年增加趋势。其发病与石棉的关系已被证实，长期接触石棉的人比一般人的发病数高 100～300 倍，从接触石棉到发现间皮瘤长达 20～

40 年。临床上分为弥漫型及局限型。弥漫性绝大多数是恶性。

(一)病理表现

纽约纪念医院自 1939－1972 年共治疗胸膜间皮瘤,其中良性单发局限者 13％。世界卫生组织曾将弥漫性恶性间皮瘤分为上皮型、肉瘤型和混合型。Adams 等根据胸膜尸检材料将该瘤分为上皮样型、腺管乳头状型、肉瘤样型、黏液样型、硬纤维瘤样型及混合型。细胞学检查常查不到恶性瘤细胞,但可见到大量间皮细胞。胸液透明质酸酶常增高。超微检查瘤细胞表面及瘤细胞内腔面有细长的蓬发样微绒毛,胞浆内丰富的张力微丝及糖原颗粒,有双层或断续的基底膜,瘤细胞间有较多的桥粒为弥漫性胸膜间皮瘤的超微结构特征。

(二)临床表现

胸膜皮瘤发病年龄为 40～70 岁,男性 2 倍于女性,右胸腔比左胸腔常见。常见症状为咳嗽、胸痛、呼吸困难,部分患者可有杵状指、肺性肥大性骨关节病。50％的患者有大量胸腔积液,胸痛并不随胸腔积液的增多而减轻,胸液 50％为血性,较为黏稠,为渗出液,细胞总数和白细胞不多。

(三)CT 表现

(1)局限性胸膜间皮瘤表现为胸膜的局限性结节影,宽基底与胸膜相连,肿瘤与胸膜大多成钝角。密度均匀,边缘光整(图 3-37)。少数有胸腔积液。局限性胸膜间皮瘤多位于侧胸膜,呈丘状或卵圆形软组织密度肿块(图 3-38)。病灶边缘光整与胸膜外脂肪分界清楚。较大肿块内可有坏死、囊变或出血区(图 3-39)。增强扫描,肿瘤呈均匀性显著强化,瘤体较大者可呈不均匀性强化或周边为均匀性强化,极少伴胸腔积液或胸膜增厚。

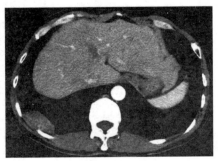

图 3-37　局限性胸膜间皮瘤(一)

右侧胸膜包块影,宽基底与胸膜相连,密度均匀,边缘光整

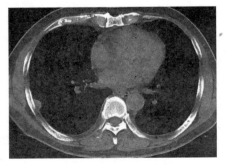

图 3-38　局限性胸膜间皮瘤(二)

右侧胸膜小结节影,边缘光整

（2）弥漫性胸膜间皮瘤显示胸膜呈弥漫性增厚,并可见到有结节样肿块,比较多的累及横膈胸膜和纵隔胸膜面。肺容量明显缩小（图 3-40）。也可为多发的胸膜"D"字形结节影。常有胸腔积液。单侧弥漫性结节状胸膜肥厚伴大量胸腔积液,增厚的胸膜厚度在 1 mm 以上。纵隔固定使有病侧胸腔变小。也有的侵犯胸壁组织（图 3-41,图 3-42）。

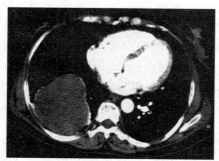

图 3-39　局限性胸膜间皮瘤（三）

右侧下部胸膜间皮瘤,呈囊性,
且与胸膜为锐角相连

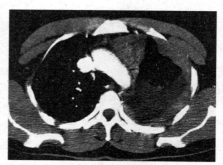

图 3-40　弥漫性胸膜间皮瘤（一）

左侧胸膜弥漫性增厚,并成结
节状,左侧胸腔积液

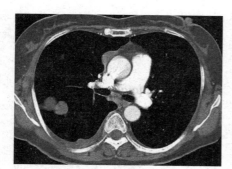

图 3-41　弥漫性胸膜间皮瘤（二）

右侧水平裂、叶间裂大小不等的结节影,边缘光整

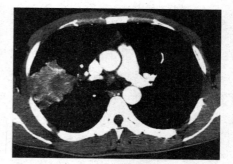

图 3-42　似肺癌的胸膜间皮瘤

右肺叶间裂胸膜间皮瘤,形态不规
则,密度不均,容易与肺癌混淆

（四）鉴别诊断

需要与恶性间皮瘤鉴别的病主要有以下几种。

1.结核性胸膜炎

（1）临床表现:结核性胸膜炎患者常有少量胸液时可出现胸痛,当出现大量胸液时胸痛减轻,抗结核治疗胸痛可以消除,而间皮瘤患者有大量胸腔积液时,胸痛仍存在,胸膜增厚。

(2)CT表现:结核性胸膜炎是以胸膜增厚为主,很少有胸膜结节影。陈旧性结核性胸膜炎还有胸廓塌陷。相邻肺组织有纤维条索状影。弥漫性胸膜间皮瘤以胸膜的结节包块多见,一般胸膜增厚较结核性胸膜炎更厚。不伴胸廓塌陷。

2.肺癌

(1)临床表现:出现咯血或痰中带血的症状支持肺癌的诊断,因为胸膜间皮瘤不侵犯肺内支气管。

(2)肺癌常可以找到肺内病灶支持。广泛胸膜增厚伴结节影胸膜间皮瘤较胸膜转移瘤多见。另外胸膜间皮瘤与胸膜多为广基底钝角接触,胸膜转移瘤多为锐角接触。弥漫性胸膜间皮瘤侵犯膈或纵隔胸膜多见。

3.间皮细胞增生

两者鉴别较困难,前者为良性过程,可达10年以上,少数病例可自愈,病理显示间皮细胞核仁不显著,染色质无过度染色,缺乏有丝分裂呈良性细胞表现。

与其他原因引起的恶性胸腔积液比较,几乎所有的恶性间皮瘤在首诊时均有症状(其他原因的恶性胸腔积液患者约25%在首诊时无症状),主要表现为胸痛、呼吸困难和咳嗽。

第四章

泌尿生殖系统疾病的CT诊断

第一节　泌尿系统先天畸形

一、马蹄肾畸形

(一)病理和临床概述

马蹄肾畸形是由于原始肾组织块的发育停顿,或两侧输尿管芽发生期间向中间分支,致使分支附近的生后肾组织发生融合而造成的发育异常,出现各种形态的融合肾。马蹄肾畸形是融合肾中最常见的一种畸形。两肾的上极或下极融合在一起而形成。90%见于下极。临床上可无症状,或出现腰痛、血尿、排尿困难、腹部肿块等。

(二)诊断要点

CT 表现为两肾上极距离正常,两肾下极融合,并见横过中线的峡部。肾盂肾盏形态异常(图 4-1)。

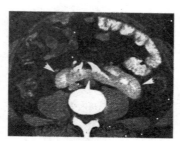

图 4-1　马蹄肾畸形

CT 分泌期扫描,可见双肾脏中下极横跨腹主动脉、下腔静脉前方并相互融合呈马蹄状

(三)鉴别诊断

可明确诊断。

(四)特别提示

X线平片和静脉造影能初步诊断该病,CT、MRI可完全显示马蹄肾的外形和构造。

二、肾盂输尿管重复畸形

(一)病理和临床概述

肾盂输尿管重复畸形是上泌尿道最常见的先天畸形,一般多见于女性。重复畸形可为部分性,形成单输尿管开口,亦可为完全性,两个输尿管开口于膀胱。完全重复的输尿管系由中肾管两个输尿管芽形成,重复的输尿管完全分开,分别引流重肾的两个肾盂的尿液。此时两个肾脏常融合在一起,称为重复肾。重复肾的上肾段发育较小,且常为单个肾盏,易形成感染和积水。两支输尿管分开,可并行或交叉向下引流。重复输尿管常合并有异位、输尿管囊肿和反流。

(二)诊断要点

必须行增强CT扫描,可以显示肾盂的上段和下段,上段肾盂多呈囊状,同侧肾内侧可见两个输尿管断面(图4-2)。

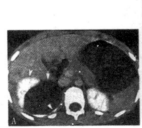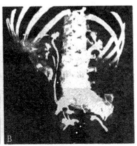

图4-2　肾盂输尿管重复畸形

A.重复肾,CT扫描右侧重复肾明显积水,皮质明显受压变薄呈线条状(小三角箭头所示),右侧正常肾脏受压外移;B.部分性双输尿管畸形三维重建右侧见双份肾盂、肾盏,两根输尿管在输尿管中上段交界平面汇合成一条

(三)鉴别诊断

一般可明确诊断。

（四）特别提示

静脉肾盂造影或逆行造影可显示异常的肾盂和输尿管，是首选检查方法。CT 重建和 MRI 对诊断亦有帮助。

第二节 肾 脏 疾 病

一、肾脏外伤

（一）病理和临床概述

肾脏遭受任何直接损伤如暴力挤压、骨折损伤、牵拉撕裂，或间接暴力如强烈震荡等均可导致损伤。近年来，医源性损伤亦逐渐增多。根据其病理特征，一般将肾外伤分为 3 型：①轻型损伤，包括肾挫伤、表浅性裂伤、包膜下血肿；②中型损伤，伤及肾实质或延及收集系统；③重型损伤，包括肾粉碎性伤及肾蒂损伤。临床表现为血尿、休克、腰部疼痛、腰肌紧张或有肿块，同时常合并其他脏器损伤。

（二）诊断要点

肾出血是肾外伤最常见的征象。肾损伤表现多样，一般可表现为：①肾因水肿和出血而增大，或肾脏因肾周血肿或漏尿而移位；②肾轮廓模糊不清或失去连续性；③肾实质裂隙、缺损或碎裂，肾内出血，轻的出现局限性血肿，边界清，严重者出现不规则不均匀的混杂密度；④肾周斑肿是诊断肾破裂最常见的征象，表现为新月形或环形包膜下血肿，严重者随肾包膜撕裂，出血进入肾周间隙或肾旁间隙；⑤尿外漏，表明肾收集系统损伤；⑥合并其他脏器损伤（图 4-3）。

（三）鉴别诊断

一般可明确诊断，注意排除肾是否伴有其他病变。

（四）特别提示

肾在泌尿系统中最易发生损伤。由于肾血供丰富。具有高分辨率的 CT 显示出其优势。可明确损伤的程度和范围。三维 CT 重建对肾盂、输尿管、肾血管损伤的判断很有帮助。肾血管损伤的金标准是肾动脉造影，对于肾血管小分支出血患者可行肾动脉栓塞治疗。

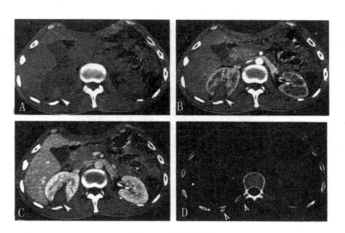

图 4-3 肾破裂

A、B、C、D.右肾破裂的 CT 三维重建,右肾上极破裂,边缘不规则,局部未见血液供应

二、肾囊肿

(一)病理和临床概述

肾囊肿分为肾单纯囊肿和多囊肾。肾单纯囊肿最常见,多见于成人。系后天形成,目前认为是肾小管憩室发展而来。病理上多见于肾皮质的浅深部或髓质,囊壁薄,内含透明液体,与肾盂不同。临床多无症状。多囊肾指肾皮质和髓质内发生的多发囊肿的遗传性疾病,按遗传方式分为常染色体显性遗传型(成人型)多囊肾和常染色体隐性遗传型(儿童型)多囊肾。前者多在30岁后发病,表现为肾脏增大、局部不适、血尿、蛋白尿、高血压等。后者基本病变为肾小管增生和囊状扩张,有不同程度肝门周围纤维化和肝内胆管囊状扩张。临床有肾、肝症状。

(二)诊断要点

1.单纯囊肿

平扫为圆形或椭圆形低密度灶,水样密度。增强扫描不强化、壁薄(图 4-4)。

2.特殊类型

盂旁囊肿,位于肾窦内,可能为淋巴源性或肾胚胎组织残余发展而成,低密度,可压迫肾盂和肾盏,还有一种高密度囊肿,平扫比肾实质高,可能为出血、含蛋白样物质所致。

3.多囊肾成人型

肾内多发囊状水样低密度,大小不等,不强化。

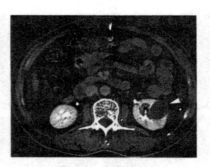

图 4-4　左肾囊肿

CT 检查示左肾实质内见一圆形囊状积液,未见强化

4.多囊肾儿童型

双肾对称增大有分叶,肾实质密度低,肾盂小,囊肿不易发现,增强扫描肾实质期延长,可见多发、扩张的肾小管密度增高,放射状分布。

(三)鉴别诊断

1.囊性肾癌

癌灶边缘有强化,可伴有后腹膜淋巴结转移及邻近脏器受侵犯等改变。

2.肾母细胞瘤

多见于儿童,为肾脏实质性肿块,肾静脉往往受侵,易发生肺转移。

3.髓质海绵肾

肾皮、髓质交界区多发小钙化灶,呈簇状分布。

(四)特别提示

B 超是诊断肾囊肿常用而有效的方法。CT、MRI 均明确诊断,并起到鉴别诊断价值。

三、肾结石

(一)病理和临床概述

肾结石在尿路结石中居首位,发病年龄多为 20～50 岁,男性多于女性,多为单侧性。发病部位多见于肾盂输尿管连接部、肾盏次之,偶可见于肾盂源性囊肿或肾囊肿内。病理改变主要为梗阻、积水、感染及对肾盂黏膜和肾实质的损害。结石根据其组成成分分为阳性和阴性结石两类。临床症状主要为血尿、肾绞痛和排石史。当结石并发感染和梗阻性肾积水时,则出现相应临床症状。

(二)诊断要点

平扫可发现阳性及阴性结石,阴性结石密度常高于肾实质,CT 值常为

100 Hu 以上,无增强效应。结石常为圆形、卵圆形、鹿角状。螺旋 CT 薄层扫描可发现<2 mm 的结石。结石继发肾积水表现为患侧肾盂肾盏扩大,为均匀一致的低密度,部分患者在低密度中能发现高密度结石。长期梗阻导致肾皮质萎缩,增强扫描肾实质强化差,集合系统内对比剂浓度低(图 4-5)。

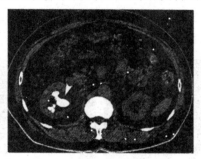

图 4-5　肾结石
CT 检查示肾盂内可见鹿角状高密度灶

(三)鉴别诊断

血凝块,密度明显低于结石;钙化灶,不引起近侧尿路梗阻。

(四)特别提示

腹部 X 线平片能发现 90% 以上的阳性结石,能确定结石位置、形状、大小。静脉肾盂造影能发现 X 线平片不能显示的阴性结石,并判断肾积水程度。CT 检查的分辨率明显高于 X 线平片,可同时发现肾及其周围结构的形态学和功能学改变,CT 不仅能发现肾积水的程度,还能确定其梗阻位置。

四、肾结核

(一)病理和临床概述

肾结核 90% 为血行感染引起,肺结核是主要原发病灶,骨关节结核、肠结核等也可成为原发灶。其他传播途径尚包括经尿路、经淋巴管和直接蔓延。致病菌到达肾皮髓交界区形成融合的结核结节,感染多是双侧性的。病变发展扩大,结节中心坏死,干酪样物液化排出,形成空洞。病灶常在肾乳头处侵入肾盂、肾盏,进而到达全肾或其他部位,肾结核可随集合系统累及输尿管、膀胱,男性可累及生殖系统。肾结核多见于青壮年,20～40 岁,男性多见,主要症状有尿频、尿痛、米汤样尿及血尿、脓尿等。部分患者有腰痛。

(二)诊断要点

(1)早期肾小球血管丛病变,CT 检查无发现。

（2）当病变发展干酪化形成寒性脓肿，破坏肾乳头时，CT 见单侧或双侧肾脏增大，肾实质内边缘模糊的单发或多发囊状低密度区，CT 值接近于水，增强扫描呈环状强化，与之相通的肾盏变形。

（3）后期肾体积缩小，肾皮质变薄，肾盂、肾盏管壁增厚，不规则狭窄。脓肿溃破可形成肾周或包膜下积脓，肾周间隙弥漫性软组织影。50％可见钙化，"肾自截"可见弥漫性钙化（图 4-6）。

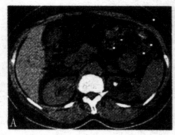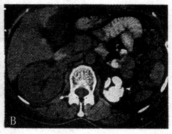

图 4-6　肾结核

A.肾结核，肾实质内多发囊状低密度区伴斑点状钙化；B.肾自截，全肾钙化

（三）鉴别诊断

（1）肾囊肿：肾实质内单发或多发类圆形积液，无强化，囊壁极少钙化。

（2）肾积水：积液位于肾盂、肾盏内。

（3）细菌性肾炎：低密度灶内一般不发生钙化。

（四）特别提示

静脉肾盂造影是诊断肾结核的重要方法，但早期不能显示结核病灶，晚期肾功能受损时又不能显影。诊断不明确可选择 CT 检查，CT 的价值在于判断病变在哪侧肾、损害程度，能更好地显示病灶细节、肾功能情况、肾门及腹膜后淋巴结有无肿大，是确定肾结核治疗方案必不可少的检查方法。

五、肾脓肿

（一）病理和临床概述

肾脓肿是肾非特异性化脓性脓肿，主要由血运播散引起，少数由逆行感染所致。常为单侧性病变。其致病菌多为金黄色葡萄球菌，病理改变为致病菌在肾皮质内形成多发局限性脓肿，数个脓肿可合并成较大脓肿，偶尔全肾累及。临床表现有突然起病，畏寒、高热、腰部疼痛、患侧腰肌紧张及肋脊角叩痛、食欲缺乏等。血常规示，白细胞升高，中性粒细胞升高。

（二）诊断要点

1.急性浸润期

CT平扫肾实质内稍低密度,边界不规则病灶,边缘模糊,增强呈边缘清晰的低密度灶。

2.脓肿形成期

可见不规则脓腔,增强呈环状强化,外周见水肿带。脓肿内可见小气泡及液化区。

3.肾周脓肿

脓肿可波及肾周、后腹膜及腰大肌,也可向肾盂内蔓延,形成肾盂积脓(图4-7)。

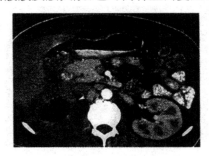

图 4-7　肾脓肿

CT示右肾外形增大,边缘模糊,肾实质内见环状强化灶及气体

（三）鉴别诊断

肾结核,半数发生钙化,低密度灶内一般看不见气泡。

（四）特别提示

结合病史、体征、实验室检查和尿路造影可诊断。B超、CT不仅可确定病变部位、程度,还可动态观察。尚可行CT引导下肾脓肿穿刺诊断或治疗。MRI检查T_1WI像呈低信号,T_2WI上呈高信号。

六、肾动脉狭窄

（一）病理和临床概述

肾动脉狭窄是指各种原因引起的肾动脉起始部、主干,或其分支的狭窄。是继发性高血压最常见的原因。常见肾动脉狭窄原因有:①大动脉炎,病变常累及主动脉及其分支,我国多见,主要发生于年轻女性,累及肾动脉者多为单侧,好发于起始部;②肌纤维结构不良,见于年轻男性,肾动脉管壁纤维增生,管腔狭窄,常发生在肾动脉远侧 2/3,多位双侧,呈串珠样;③主动脉粥样硬化,见于老年,常有高血压,糖尿病,多发生在肾动脉起始部。其他原因有先天发育不良、肾动脉瘤、动静脉瘘、外伤、肾移植术后、肾蒂扭转、肾动脉周围压迫等。临床主要表现为短期出现高血压,舒张压升高为主。部分患者腰部可闻及杂音。

(二)诊断要点

CT 显示肾脏形态变小,肾萎缩改变。肾皮质变薄,强化程度减低。部分患者血栓形成并脱落导致肾梗死。CTA 可显示肾动脉狭窄或动脉狭窄后扩张。大动脉炎可见血管增厚,呈向心性或新月形增厚。动脉粥样硬化的钙化发生在动脉内膜,血管腔不均匀或偏心狭窄(图 4-8)。

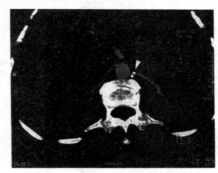

图 4-8　左肾动脉狭窄
曲面重建示左肾动脉起始部钙化引起的左肾动脉狭窄

(三)鉴别诊断

血管造影可明确诊断,一般无须鉴别。

(四)特别提示

本病的早期诊断对于临床治疗有重要影响。CTA、MRA 是无创性检查,诊断敏感性和特异性高,有取代血管造影的趋势。但血管造影是诊断该病的金标准,能准确显示狭窄部位、范围和程度。同时可施行肾动脉球囊扩张或支架置入术治疗肾动脉狭窄。

七、肾肿瘤

肾肿瘤多为恶性,任何肾肿瘤在组织学检查前都应疑为恶性。临床上较常见的肾肿瘤有源自肾实质的肾癌、肾母细胞瘤以及肾盂肾盏发生的移行细胞癌。小儿恶性肿瘤中,肾母细胞瘤占 20% 以上,是小儿最常见的腹部肿瘤。成人恶性肿瘤中肾肿瘤占 2% 左右,绝大部分为肾癌,肾盂癌少见。肾脏良性肿瘤中最常见的是肾血管平滑肌脂肪瘤。

(一)肾血管平滑肌脂肪瘤

1.病理和临床概述

以往认为肾血管平滑肌脂肪瘤是错构瘤,目前通过免疫组化证实该肿瘤是单克隆性生长,是真性肿瘤。绝大部分肾血管平滑肌脂肪瘤是良性,但已有文献报道少数肿瘤恶性变并发生转移。肿瘤主要起源于中胚层,由不同比例的异常血管、平滑肌和脂肪组织组成,一般呈膨胀性生长。肾血管平滑肌瘤有两个类型:一型合并结节性硬化,此型多见于儿童或青年。肿瘤为双肾多发小肿块。临床无泌尿系统症状。另一型不合并结节性硬化,肾肿块单发且较大,有血尿、腰痛等临床症状。肾血管平滑肌脂肪瘤是肾脏自发破裂最常见的原因。从病理学上看,肾血管平滑肌瘤可以分为上皮样血管平滑肌脂肪瘤和单形性上皮样血管平滑肌脂肪瘤及单纯的血管平滑肌脂肪瘤。前者有上皮样细胞,含有大量血管成分或少量脂肪组织;中者仅含上皮样细胞和丰富的毛细血管网;后者三者按不同比例在瘤内分布。

2.诊断要点

典型表现为肾实质内单发或多发软组织肿块,边界清楚,密度不均匀,内见脂肪密度,CT值低于−20 Hu。脂肪性低密度灶中夹杂着不同数量的软组织成分,呈网状或蜂窝状分隔。增强后部分组织强化,脂肪组织不强化(图4-9A)。少部分不含脂肪或含少量脂肪组织(上皮样或单形性上皮样血管平滑肌脂肪瘤)可以类似肾癌样表现,呈不均匀明显强化,包膜不完整,诊断非常困难(图4-9B～D)。

3.鉴别诊断

(1)肾癌:肿块内一般看不到脂肪组织。

(2)单纯性肾囊肿:为类圆形积液,无强化。

(3)肾脂肪瘤:为单纯脂肪肿块。

4.特别提示

肿瘤内发现脂肪成分是B超、CT、MRI诊断该病的主要征象。如诊断困难,应进一步行MRI检查,因MRI对脂肪更有特异性。DSA血管造影的典型表现有助于同其他占位病灶的鉴别。少部分肾脏血管平滑肌脂肪瘤伴出血,可以掩盖脂肪的低密度,密度不均匀增高,需要注意鉴别。上皮样或单形性上皮样血管平滑肌脂肪瘤诊断困难者,需要进行穿刺活检。

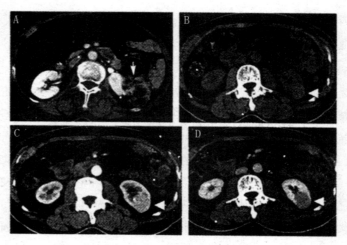

图 4-9　肾血管平滑肌脂肪瘤

A.肾血管平滑肌脂肪瘤,肿块内见较多脂肪组织,肿块不规则,突出肾轮廓外;B~D.上皮样血管平滑肌脂肪瘤,可见肿块密度均匀,增强动脉期扫描呈明显均匀强化,静脉期扫描退出呈低密度

(二)肾脏嗜酸细胞腺瘤

1.病理和临床概述

肾脏嗜酸细胞腺瘤是一种较罕见的肾脏实质性肿瘤,虽然近年来人们对此瘤的临床病理特征认识加深,但在实际工作中常误诊为肾细胞癌。1976 年 Klein 和 Valensi 提出肾脏嗜酸细胞腺瘤是一种具有不同于其他肾皮质肿瘤特征的独立肿瘤并获公认。文献报道肾脏嗜酸细胞腺瘤占肾脏肿瘤的 3%~7%,发病率多在 60 岁以上,男性较女性多见。肾嗜酸细胞腺瘤起源于远曲小管和集合管细胞。肿瘤质地均匀,没有坏死、出血及囊性变,而肾细胞癌其肉眼标本最大特点是因瘤体内有出血坏死呈五彩色,即使瘤体小也能见到。该瘤肉眼标本另一个特点是部分肿瘤中央有纤维瘢痕形成。光镜下肿瘤细胞呈巢状或实片状,肾嗜酸细胞腺瘤的胞膜通常不清晰,胞浆嗜酸性为此瘤的又一大特点,镜下颗粒粗大,充满胞浆,嗜酸性强。肾嗜酸细胞腺瘤无特异性临床表现,通常无症状,瘤体较大者可有腰痛、血尿或腹部包块。该瘤绝大部分为单发,肿瘤大小为 0.6~15 cm 不等。常局限肾脏实质,很少侵犯肾包膜和血管。

2.诊断要点

CT 平扫为较均匀的低密度或高密度。增强后各期均匀强化且密度低于肾皮质。比较特异的是,CT 扫描时出现的中央星状瘢痕和轮辐状强化,可提示肾嗜酸细胞瘤的诊断。但也有人认为它们并不可靠。轮辐状强化和中央星状瘢痕,也是嫌色细胞癌的表现之一。但如果螺旋CT血管期和消退期双期均表现为轮辐状,应疑诊肾嗜酸细胞瘤(图4-10)。

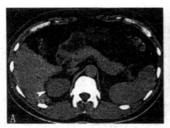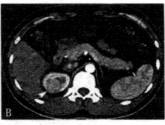

图4-10　肾脏嗜酸细胞腺瘤

女性患者,34岁,体检B超发现右肾上极占位,CT平扫显示右肾上极等密度肿块,动脉期呈均匀中等强化,静脉期扫描呈等低密度,手术病理为右肾上极嗜酸细胞瘤

3.鉴别诊断

(1)肾细胞癌:肿块不出现中央星状瘢痕和轮辐状强化,且易侵犯肾包膜和邻近血管。

(2)肾血管平滑肌脂肪瘤:内可见特异性脂肪组织。

4.特别提示

因肿瘤为良性,如术前能正确诊断,则可采用低温冷冻治疗、肾部分切除或肿瘤射频消融术,从而避免不必要的肾脏切除术。近来发现MRI在诊断肾嗜酸细胞瘤方面有独特价值,可显示肿瘤包膜完整、中央星状瘢痕等或低 T_1 信号、稍低或稍高 T_2 信号及强化情况等,可提示诊断。如果仔细观察肾脏MRI形态学特点和特异的信号特征,并结合其他辅助影像检查和病史,对绝大多数肾嗜酸细胞瘤及其他肾脏肿块,MRI能做出正确诊断并指导治疗。

(三)肾细胞癌

1.病理和临床概述

肾细胞癌为肾最常见恶性肿瘤,好发年龄50～60岁,男性多见。肾细胞癌起源于肾小管上皮细胞,发生在肾实质内,可有假包膜,易发生囊变、出血、坏死、钙化。肾癌易侵犯肾包膜、肾筋膜、邻近肌肉、血管、淋巴管等,并易在肾静脉、下腔静脉内形成瘤栓,晚期可远处转移。病理类型有透明细胞癌、颗粒细胞癌、梭形细胞癌。典型症状有血尿、腰痛和腹部包块。

2.诊断要点

CT表现为等密度、低密度或高密度肿块。动态增强:早期大部分肾癌强化明显,CT值可增加≥40 Hu;皮质期不利于肿瘤显示;实质期呈相对低密度。肿块局限于肾实质内或突出肾轮廓外。肿块与正常肾脏分界不清,边缘较规则或部分不规则。有时肿瘤内有点状、小结节状,边缘弧状钙化。同时注意观察肾周结构有无侵犯,局部淋巴结有无肿大(图4-11)。

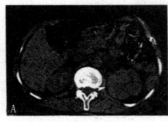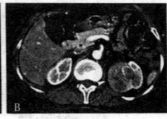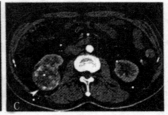

图 4-11　肾癌

A、B、C.CT 检查示肾轮廓增大,肿块呈明显不均匀性强化

3.鉴别诊断

(1)肾盂癌:发生在肾盂,乏血供,肿块强化不明显。

(2)肾血管平滑肌脂肪瘤:肿块内有脂肪组织时容易鉴别,无脂肪组织则难以鉴别。

(3)肾脓肿:脓腔见环状强化,内见小气泡及积液。

4.特别提示

B超检查对肾癌的普查起重要作用,对肾内占位囊性成分的鉴别诊断准确性高。CT 检查可作为术前肾癌分期的主要依据,确定肿瘤有无侵犯周围血管、脏器及淋巴结转移、远处转移。MRI 诊断准确性同 CT,但在诊断淋巴结和血管病变方面优于 CT。

(四)肾窦肿瘤

1.病理和临床概述

肾窦肿瘤,由肾门深入肾实质所围成的腔隙称肾窦,内有肾动脉的分支、肾静脉的属支、肾盂、肾大、小盏、神经、淋巴管和脂肪组织。有学者将肾窦病变分为 3 种:一类是窦内固有成分发生的病变,如脂肪组织、集合系统、血管及神经组织来源的;一类是外来的从肾实质发展进入肾窦内的病变;另一类是继发的包括转移或腹膜后肿瘤累及肾窦的肿瘤。原发性肾窦内肿瘤非常罕见,发现其病因或发生肿瘤的解剖组织范围很广,从脂肪组织(如脂肪肉瘤)、神经组织(如副神经节细胞瘤)、淋巴组织(如以良性 Castleman 病或恶性淋巴瘤),以及血管来源的血管外皮瘤或肌肉来源的平滑肌瘤、血管平滑肌瘤。肾窦肿瘤以良性为主,恶性较少。患者一般临床上症状无特异性表现,以腰部酸痛最为常见;原发性肾窦肿瘤一般直径在4.0 cm左右,可能出现临床症状才引起患者注意,无血尿。

2.诊断要点

(1)CT示肾盂肾盏为受压改变,与肾盂肾盏分界清晰、光整。

(2)平扫及增强密度均匀(良性)或不均匀(恶性)。

(3)与肾实质有分界,血管源性肿瘤强化非常明显。

(4)脂肪源性肿瘤内见脂肪组织密度(图 4-12)。

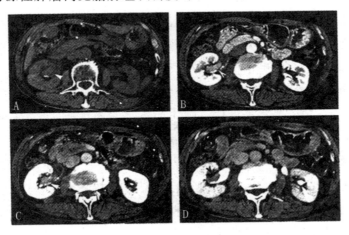

图 4-12　肾窦肿瘤

CT 平扫可见右侧肾窦等密度占位,分泌期扫描可见右侧肾盂受压变扁,但与
肿块之间交接光滑,未见受侵犯征象。手术病理为肾窦血管平滑肌瘤

3.鉴别诊断

(1)肾癌:肿块发生于肾实质内,可侵犯肾周及肾窦,一般呈显著强化。

(2)肾盂肿瘤:起源于肾盂,肿块强化差。

4.特别提示

肾区病变的定位对疾病的诊断、手术方案的制订、甚至预后都具有极其重要的临床意义。位于肾窦内的肿瘤一般不需要进行全肾脏切除,而肾实质的肿瘤一般必须全肾切除。CT、IVP、MRI 及肾动脉造影对肾窦肿瘤的定位有重要的临床价值,并对肿瘤的定性也有重要的参考价值。

第三节 膀 胱 疾 病

一、膀胱结石

(一)病理和临床概述

膀胱结石95%见于男性,发病年龄多为10岁以下儿童和50岁以上老人。儿童以原发性多见,主要是营养不良所致。继发性则多见于成人,可来源于肾、输尿管,膀胱感染、异物、出口梗阻、膀胱憩室、神经源性膀胱等也可引起继发结石。结石的病理改变是对膀胱黏膜的刺激、继发性炎症、溃疡形成出血、长期阻塞导致膀胱小梁、小房或憩室形成。临床症状主要为疼痛、排尿中断、血尿及膀胱刺激症状。

(二)诊断要点

平扫表现为圆形、卵圆形、不规则形、倒梨形等高密度灶,可单发或多发,大小不一,小至几毫米,大至十余厘米。边缘多光整,CT值常为100 Hu以上,具有移动性;膀胱憩室内结石移动性差(图4-13)。

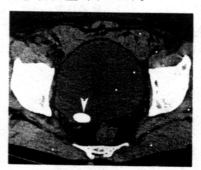

图 4-13 膀胱结石

CT显示膀胱后壁见一卵圆形高密度影

(三)鉴别诊断

1.膀胱异物

常有器械检查或手术史,异物有特定形状,如条状等,容易以异物为核心形成结石。

2.膀胱肿瘤

为膀胱壁局限性不规则增厚,可形成软组织肿块,有明显强化。

(四)特别提示

膀胱结石含钙量高,易于在X线平片上确诊。CT对膀胱区可疑病灶定位准确,易于表明位于膀胱腔内、膀胱憩室、膀胱壁及壁外;易于反映膀胱炎等继发改变及膀胱周围改变。一般不需MRI检查。

二、膀胱炎

(一)病理和临床概述

膀胱炎临床分型较多,以继发性细菌性膀胱炎多见。致病菌多为大肠埃希菌,且多见于妇女,由上行感染引起,常合并尿道炎和阴道炎。急性膀胱炎病理上局限于黏膜和黏膜下层,以充血、水肿、出血及小溃疡形成为特征;慢性膀胱炎以膀胱壁纤维增生,瘢痕挛缩为特征。主要症状有尿频、尿急、尿痛等膀胱刺激症状。

(二)诊断要点

(1)急性膀胱炎:多表现正常,少数CT平扫增厚的膀胱壁为软组织密度,增强均匀强化。

(2)慢性膀胱炎:表现为膀胱壁增厚,强化程度不如前者,无特征性表现(图4-14)。

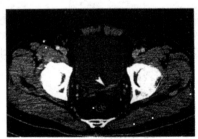

图4-14　膀胱炎

男性患者,有反复膀胱刺激症状,CT检查示膀胱左后壁较均匀性增厚、强化

(三)鉴别诊断

(1)膀胱充盈不良性膀胱壁假性增厚,膀胱充盈满意时,假性增厚消失。

(2)先天性膀胱憩室,为膀胱壁局限性外突形成囊袋样影,容易伴发憩室炎及憩室内结石。

（3）膀胱癌，为膀胱壁局限性、不均匀性增厚，强化不均。

（四）特别提示

膀胱炎主要靠临床病史、细菌培养、膀胱镜检查或活检证实，CT 检查结果只作为一个补充。

三、膀胱癌

（一）病理和临床概述

膀胱癌为泌尿系统最常见的恶性肿瘤，男性多见，多见于 40 岁以上。大部分为移行细胞癌，以淋巴转移居多，其中以闭孔淋巴结和髂外淋巴结最常见，晚期可有血路转移。临床症状为无痛性全程血尿、合并感染者有尿频、尿痛、排尿困难等。

（二）诊断要点

肿瘤好发于膀胱三角区后壁及侧壁；常为多中心。CT 表现为膀胱壁向腔内乳头状突起或局部增厚，增强呈较明显强化。当膀胱周围脂肪层消失，表示肿瘤扩展到膀胱壁外，可有边界不清的软组织肿块和盆腔积液，也可有膀胱周围和盆壁淋巴结转移（图 4-15）。

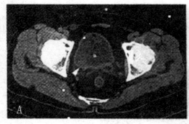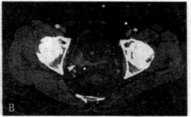

图 4-15　膀胱癌

A、B.CT 检查示右侧膀胱三角区可见不规则增厚软组织密度，增强扫描有明显不均匀强化

（三）鉴别诊断

1.膀胱炎

为膀胱壁较广泛均匀性增厚，强化均匀。

2.前列腺肥大

膀胱基底部形成局限性压迹，CT 矢状位重建、MRI 可鉴别。

3.膀胱血块

平扫为高密度，CT 值一般＞60 Hu，增强无强化，当膀胱癌伴出血，大量血块包绕肿块时,则难以鉴别。

(四)特别提示

CT 可为膀胱癌术前分期提供依据,明确有无周围脏器、盆壁侵犯及淋巴结转移。膀胱癌术后随访可发现复发或合并症。膀胱壁增厚也可见于炎症性病变或放射后损伤。MRI 的定位价值更高。

第四节　前列腺疾病

一、前列腺增生症

(一)病理和临床概述

前列腺增生症又称前列腺肥大,是老年男性的常见病,50 岁以上多见,随着年龄增长发病率逐渐增高。老龄和雌雄激素失衡是前列腺增生的重要病因。前列腺增生开始于围绕尿道精阜部位的腺体,即移行带和尿道周围的腺体组织,最后波及整个前列腺。临床症状主要有进行性排尿困难、尿频、尿潴留、血尿等。

(二)诊断要点

CT 扫描能显示前列腺及其周围解剖并可测量前列腺体积。CT 扫描前列腺上界超过耻骨联合上缘2~3 cm时,才能确诊为增大。增大前列腺压迫并突入膀胱内。增强扫描可见前列腺肥大,有不规则不均匀斑状强化,而肥大的前列腺压迫周围带变扁,密度较低为带状,精囊和直肠可移位(图 4-16)。

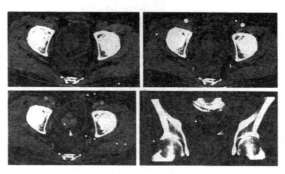

图 4-16　前列腺增生中央叶组织呈不规则状突入膀胱内

（三）鉴别诊断

前列腺癌，较小癌灶 CT 难以鉴别，癌灶巨大伴有周围侵犯、转移时不难鉴别，前列腺一般行 MRI 检查。

（四）特别提示

前列腺肥大需做临床检查，经直肠超声检查为首选检查方法。CT 扫描无特征性，临床常行 MRI 检查，表现为中央带增大，周围带受压、变薄。

二、前列腺癌

（一）病理和临床概述

前列腺癌好发于老年人，95％以上为腺癌，起自边缘部的腺管和腺泡。其余为移行细胞癌、大导管乳头状癌、内膜样癌、鳞状细胞癌。前列腺癌多发生在外周带，大多数为多病灶。前列腺癌大多数为激素依赖型，其发生和发展与雄激素关系密切。临床类型分为临床型癌、隐蔽型癌、偶见型癌、潜伏型癌。早期前列腺癌症状和体征常不明显。后期出现膀胱阻塞症状如尿流慢、尿中断、排尿困难等。

（二）诊断要点

癌结节局限于包膜内 CT 表现为稍低密度结节或外形轻度隆起，癌侵犯包膜外时常累及精囊，表现为膀胱精囊角消失，也可侵犯膀胱壁。淋巴结转移首先发生于附近盆腔淋巴结。前列腺癌常发生骨转移，以成骨型转移多（图 4-17）。

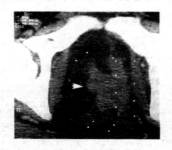

图 4-17　前列腺癌

CT 检查示前列腺内见一分叶状肿块，膀胱及直肠受累

（三）鉴别诊断

前列腺增生症不会发生邻近脏器侵犯，局部淋巴结转移、成骨转移等恶性征象。

（四）特别提示

前列腺的影像检查以 MRI 为主，MRI 能清晰显示癌灶。CT 不能发现局限于前列腺内较小的癌灶。前列腺 CT 检查的作用是在临床穿刺活检证实为前列腺癌后协助临床分期，并对盆腔、后腹膜淋巴结转移情况进行评估。

第五节   输尿管疾病

一、输尿管外伤

（一）病理和临床概述

输尿管外伤可单发或并发于泌尿系统外伤。泌尿系统遭受任何直接或间接暴力均可导致损伤。近年来，医源性损伤亦逐渐增多。输尿管损伤的病理取决于其损伤的程度。如完全断裂，则尿液积聚于腹膜后以肾后间隙最常见。如有瘢痕收缩则形成狭窄、闭塞和阻塞。临床表现多样，可有伤口漏尿或尿外渗，尿瘘形成；腹膜炎症状；尿道阻塞，无尿等（图 4-18）。

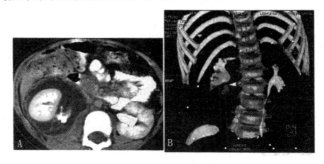

图 4-18   输尿管断裂三维重建

车祸患者，右输尿管上段区见片状造影剂外渗，输尿管中下段未显影

（二）诊断要点

平扫表现可发现阳性及阴性结石，阴性结石密度也常高于肾实质，CT 值常为 100 Hu 以上，无增强效应。结石多位于输尿管狭窄部位即肾盂输尿管连接部、输尿管与髂动脉交叉处、输尿管膀胱入口处。间接征象可表现为输尿管扩张，肾盂、肾盏积水等，并可显示结石周围软组织炎症、水肿（图 4-19）。

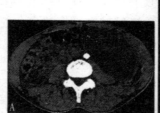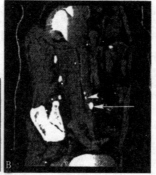

图 4-19　输尿管内多发结石

图中长箭头所示为较大的一颗结石,小箭头为两颗细小结石

(三)鉴别诊断

1.盆腔静脉石

位于静脉走行区,为小圆形高密度灶,病灶中心为低密度。

2.盆腔骨岛

位于骨骼内。

(四)特别提示

临床诊断以 X 线平片及静脉尿路造影为首选。但 CT 对结石的大小、部位、数目、形状显示更准确,免除了其他结构的影响;同时能易于显示肾盂扩张和肾盂、肾盏积水及梗阻性肾实质改变,能客观评价结石周围炎症、肾功能情况。MRI 水成像能显示梗阻性肾、输尿管积水情况。

二、输尿管炎

(一)病理和临床概述

输尿管炎指发生在输尿管壁的炎症,常由大肠埃希菌、变形杆菌、铜绿假单胞菌、葡萄球菌等致病菌引起。输尿管炎常继发于肾盂肾炎、膀胱炎等;也可因血行、淋巴传播或附近器官的感染蔓延而来(如阑尾炎、盲肠炎);部分患者因医疗器械检查、结石摩擦及药物引起。急性输尿管炎表现为黏膜化脓性炎症;而慢性输尿管炎表现为输尿管壁扩张、变薄,输尿管逐渐延长,也可为管壁增厚、变硬、僵直,致输尿管狭窄。临床症状为尿频、尿急伴有腰痛乏力、尿液浑浊,严重时发生血尿、肾绞痛,尿培养可有细菌。

(二)诊断要点

急性输尿管炎 CT 检查无特异性。

慢性输尿管炎可表现为输尿管壁增厚,管壁不均匀,部分患者出现肾盂积水。输尿管周围炎可出现腹膜后输尿管纤维化(图 4-20)。

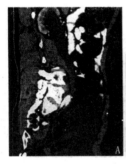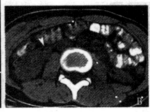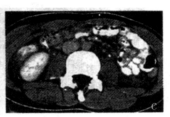

图 4-20　输尿管炎

CT 显示右输尿管中、下段管壁弥漫性增厚、强化,管腔狭

窄,输尿管上段及肾盂、肾盏明显扩张、积水

(三)鉴别诊断

囊性输尿管炎、输尿管癌,难以鉴别;输尿管结核,表现为输尿管壁增厚,管腔狭窄,管壁常可见钙化,常伴有同侧肾脏结核。

(四)特别提示

输尿管炎的诊断应密切结合病史和辅助检查。静脉尿路造影表现为输尿管扩张或狭窄,扭曲变形。CT 检查亦尤明显特异性。对可疑病变可行病理活检。

三、输尿管癌

(一)病理和临床概述

输尿管肿瘤多发生在左侧,尤其是在下 1/3 段。大部分为移行细胞癌,少数为鳞癌、腺癌。原发输尿管移行细胞癌较少见,好发年龄为 50～70 岁,男性多于女性。最常见的症状为间歇性无痛性肉眼或镜下血尿,少数患者可触及腹部肿块,阻塞输尿管可引起肾绞痛。

(二)诊断要点

CT 表现输尿管不规则增厚、狭窄或充盈缺损,肿瘤近侧输尿管及肾盂扩张,三维重建显示最佳。输尿管肿瘤为少血供肿瘤,增强多无强化或轻度强化(图 4-21)。

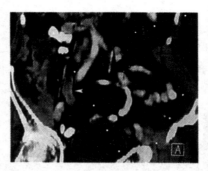

图 4-21　右输尿管癌

CT 显示输尿管中下段及膀胱入口区充满软组织影,管腔闭塞

(三)鉴别诊断

1.血凝块

为输尿管腔内充盈缺损,无强化,管壁不增厚。

2.阴性结石

输尿管内高密度灶,CT 值常为 100 Hu 以上。

3.输尿管结核

输尿管壁增厚、管腔狭窄,常伴有钙化。

(四)特别提示

随诊中应注意其余尿路上皮器官发生肿瘤的可能性。CT 检查对诊断输尿管肿瘤起重要作用,不仅能显示肿瘤本身,也可了解肿瘤的侵犯程度,有无淋巴结转移。MRU 对该病的诊断有一定的价值,但对尿路结石的鉴别有困难。

第六节　卵　巢　疾　病

一、卵巢囊肿

(一)病理和临床概述

卵巢囊肿临床上十分常见,属于瘤样病变。卵巢良性囊性病变包括非瘤性囊肿,即功能性囊肿(主要病理组织学分类有:滤泡囊肿、黄体囊肿和生发上皮包涵囊肿);腹膜包裹性囊肿及卵巢子宫内膜异位囊肿和囊性肿瘤样病变。卵巢囊肿多无明显症状。

(二)诊断要点

(1)功能性囊肿 CT 表现为边界清楚、壁薄光滑的单房性水样密度影,直径一般<5 cm(图 4-22),少数为双侧,体积较大,或多发囊样低密度灶,浆液性滤泡囊肿与黄体囊肿 CT 上不能区分。

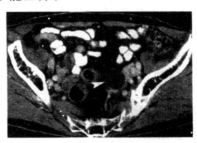

图 4-22　卵巢囊肿
CT 检查示左侧附件区见一类圆形囊状积液影

(2)腹膜包裹性囊肿表现为沿盆壁或肠管走行的形态不规则的囊性低密度区。

(3)卵巢子宫内膜异位囊肿表现为薄壁或厚薄不均的多房性囊性低密度区。

(三)鉴别诊断

(1)正常卵泡,较小,一般<1 cm。

(2)囊腺瘤,为多房囊性肿块,直径常>5 cm,有强化。

(四)特别提示

B 超、CT、MRI 均能做出正确诊断。但 MRI 对囊肿内成分的判断要优于CT、B 超。卵巢囊肿一般不需处理,巨大囊肿可行 B 超或 CT 定位下穿刺抽液。

二、卵巢畸胎瘤

(一)病理和临床概述

卵巢畸胎瘤由多胚层组织构成的肿瘤。根据其组成成分的分化成熟与否在病理上分为以下几种。

1.成熟畸胎瘤

属于良性肿瘤,又称皮样囊肿,占畸胎瘤的 95% 以上,好发年龄为 20～40 岁。多为单侧、囊性,外表呈球形或结节状,囊内充塞脂类物、毛发、小块骨质、软骨或牙齿,单房或多房,可有壁结节。

2.未成熟畸胎瘤

好发于儿童、年轻妇女,40岁以上很少见,肿块较大且多为实性。

3.成熟畸胎瘤恶变

多为在囊性畸胎瘤基础上出现较大实变区,绝大多数发生于生育年龄,但恶变最常发生于仅占患者10%的绝经后妇女,患者多为老年多产妇女,恶变机会随年龄增长而增加。皮样囊肿易发生蒂扭转而出现下腹剧痛、恶心、呕吐等急腹症症状。

(二)诊断要点

(1)成熟畸胎瘤CT表现为密度不均的囊性肿块,囊壁厚薄不均,可有弧形钙化,瘤内成分混杂,可见特征性成分,如牙齿、骨骼、钙化、脂肪等,有时可见液平面(图4-23)。

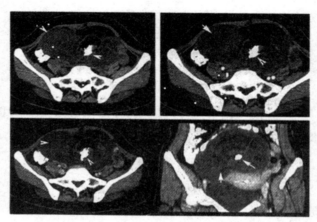

图4-23　卵巢成熟畸胎瘤(手术病理证实)

盆腔内巨大混杂密度肿块,以脂肪组织为主,并见少许钙化

(2)未成熟畸胎瘤多为单侧性,肿块以实性为主,大多有囊性部分,有的呈囊实性或囊性为主,边缘不规则,有分叶或结节状突起,肿块内多发斑点状钙化和少许小片脂肪密度影为其常见重要征象,实性成分内盘曲的带状略低密度影是另一特征性征象,其病理基础是脑样的神经胶质组织区。

(3)畸胎瘤恶变的征象主要是肿瘤形态不规则,内部密度不均匀,囊壁局部增厚或有实性区域或见乳头状结构。

(三)鉴别诊断

卵巢囊腺瘤,为多房囊性肿块,一般见不到牙齿、骨骼、钙化、脂肪等畸胎瘤特征性成分。

（四）特别提示

当囊性畸胎瘤出现较大实变区时,应考虑为恶变。CT、MRI 对囊性畸胎瘤内的脂肪成分较敏感。而 CT 对肿瘤内骨性成分和钙化的检出优于 MRI。卵巢未成熟畸胎瘤具有复发和转移的潜能,恶性行为的危险性随未成熟组织量的增加而增加,病理级别愈高,实性部分愈多,也就是说实性成分愈多,危险性便愈大。

三、卵巢囊腺瘤

（一）病理和临床概述

卵巢囊腺瘤可分为浆液性和黏液性,左右两侧均可发生,有时两侧同时发病。浆液性和黏液性囊腺瘤可同时发生。主要见于育龄妇女,多为单侧性。浆液性囊腺瘤体积较小,可单房或多房,黏液性囊腺瘤体积较大或巨大,多房。临床症状有腹部不适或隐痛、腹部包块、消化不良等,少数有月经紊乱。浆液性囊腺瘤患者有时有腹水。

（二）诊断要点

CT 表现为一侧或两侧卵巢区单房或多房囊状积液,分隔及壁菲薄,外缘光滑。其内偶可见实质性壁结节。浆液性囊腺瘤以双侧、单房为特点,囊内密度低,均匀,有时有钙化。黏液性囊腺瘤为单侧、多房,体积大,囊内密度稍高于浆液性囊腺瘤（图 4-24）。

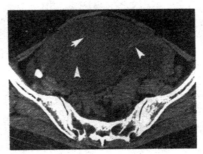

图 4-24 卵巢囊腺瘤

下腹部见一巨大多房囊状积液,分隔及壁菲薄,与附件关系较密切

（三）鉴别诊断

（1）卵巢囊腺癌:肿块实性部分较多,分隔及壁增厚,可见强化壁结节,可见

周围侵犯、淋巴结转移等征象。

(2)卵巢囊肿:单房多见,直径一般<5 cm。

(3)卵巢畸胎瘤:可见牙齿、骨骼、钙化、脂肪等畸胎瘤特征性成分。

(四)特别提示

CT 不能区分浆液性和黏液性。MRI 和 CT 一样能显示肿瘤大小、形态、内部结构及周围的关系。对浆液性和黏液性的区分较 CT 有意义。

四、卵巢囊腺癌

(一)病理和临床概述

卵巢囊腺癌,卵巢恶性肿瘤中 85%～95% 来源于上皮,即卵巢癌。常见的是浆液性和黏液性囊腺癌,两者约占 50%。多数患者在早期无明显症状。肿瘤播散主要通过表面种植和淋巴转移,淋巴转移主要到主动脉旁及主动脉前淋巴结。

(二)诊断要点

CT 表现:①盆腔肿块为最常见的表现,盆腔或下腹部巨大囊实性肿块,与附件关系密切,分隔较厚,囊壁边缘不规则,囊内出现软组织密度结节或肿块,增强肿块实性部分明显强化(图 4-25);②大网膜转移时可见饼状大网膜;③腹膜腔播散,表现为腹腔内肝脏边缘,子宫直肠窝等处的不规则软组织结节或肿块;④卵巢癌侵犯临近脏器,使其周边的脂肪层消失。此外还可见腹水,淋巴结转移,肝转移等表现。

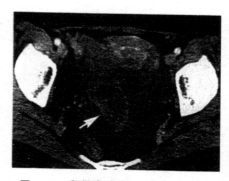

图 4-25　卵巢囊腺癌(手术病理证实)

盆腔内巨大囊实性肿块,实性部分较多,呈不均匀强化,肿块与附件关系密切

(三)鉴别诊断

(1)卵巢囊腺瘤:分隔及壁菲薄,不伴有周围侵犯、转移、腹水等恶性征象。

（2）卵巢子宫内膜异位囊肿：为薄壁或厚薄不均的多房性囊性低密度区，无恶性征象。

（四）特别提示

CT 广泛应用于卵巢癌的临床各期，还应用于放化疗疗效的评价。MRI 对病变的成分判断更佳，因而诊断更具价值。

第七节　子 宫 疾 病

一、子宫内膜异位症

（一）病理和临床概述

子宫内膜异位症一般仅见于育龄妇女，是指子宫内膜的腺体和间质出现在子宫肌层或子宫外，如卵巢、肺、肾等处出现。当内在的子宫内膜出现在子宫肌层时，称子宫腺肌病；当内在的子宫内膜出现在子宫肌层之外的地方，称外在性子宫内膜异位症。子宫内膜异位症的主要病理变化为异位内膜随卵巢激素的变化而发生周期性出血，伴有周围结缔组织增生和粘连。主要症状有周期性发作出现继发性痛经、月经失调、不孕等。

（二）诊断要点

（1）外在性子宫内膜异位征 CT 表现为子宫外盆腔内薄壁含水样密度囊肿或高密度囊肿，多为边界不清，密度不均的囊肿。囊壁不规则强化，囊内容物为稍高密度改变。或为实性包块，边缘清楚。常与子宫、卵巢相连，可单个或多个。

（2）子宫腺肌病表现为子宫影均匀增大，肌层内有子宫膜增生所致的低密度影，常位于子宫影中央。

（三）鉴别诊断

盆腔真性肿瘤，CT 表现上难以区别，一般行 MRI 检查，可见盆腔内新旧不一的出血而加以鉴别。

（四）特别提示

子宫内膜异位征的诊断需结合临床典型病史，其症状随月经周期而变化。

B超为子宫内膜异位症的首选检查方法。CT、MRI能准确显示病变,可作为鉴别诊断的重要手段。盆腔MRI检查可见盆腔内新旧不一的出血而较有特征性。

二、子宫肌瘤

(一)病理和临床概述

子宫肌瘤是女性生殖器中最常见的肿瘤。由子宫平滑肌组织增生而成,其间有少量纤维结缔组织。可单发或多发,按部位分为黏膜下、肌层和浆膜下肌瘤。好发年龄为30~50岁。发病可能与长期或过度卵巢雌激素刺激有关。子宫肌瘤恶变罕见,占子宫肌瘤1‰以下,多见于老年人。子宫肌瘤可合并子宫内膜癌或子宫颈癌。子宫肌瘤临床症状不一,取决于大小、部位及有无扭转。

(二)诊断要点

CT表现子宫内外形分叶状增大或自子宫向外突出的实性肿块,边界清楚,密度不均匀,可见坏死、囊变及钙化,增强扫描肿瘤组织与肌层同等强化。存在变性时强化程度不一,多低于子宫肌层密度,大的肿瘤内可见云雾状或粗细不均的条状强化。部分患者有点状、环状、条状、块状钙化(图4-26)。

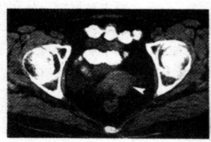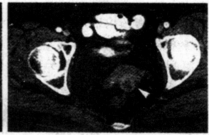

图4-26 子宫肌瘤

CT检查示子宫后壁见一结节突出于轮廓外,密度与正常子宫组织相当;增强后结节强化不均,内见坏死区,而呈相对低密度

(三)鉴别诊断

1.卵巢肿瘤

肿块以卵巢为中心或与卵巢关系密切,常为囊实性,肿块较大,子宫内膜异位症,CT难以鉴别。

2.子宫恶性肿瘤

子宫不规则状增大,肿块密度不均,强化不均匀,可伴周围侵犯及转移等征象。

(四)特别提示

B超检查方便、经济,是首选方法,但视野小,准确性取决于操作者水平。子宫肌瘤进一步检查一般选择MRI,MRI有特征性表现,可准确评估病变部位、大小、内部结构改变等情况。

三、子宫内膜癌及宫颈癌

(一)子宫内膜癌

1.病理和临床概述

子宫内膜癌是发生于子宫内膜的肿瘤,好发于老年患者,大部分在绝经后发病,近20年发病率持续上升,这可能同社会经济不断变化、外源性雌激素广泛应用、肥胖、高血压、糖尿病、不孕、晚绝经患者增加等因素有关。大体病理分为弥漫型和局限型,组织学大部分为起源于内膜腺体的腺癌。子宫内膜癌可于卵巢癌同时发生,也可先后发生乳腺癌、大肠癌、卵巢癌。临床应予以重视。临床症状主要有阴道出血,尤其是绝经后出血及异常分泌物等。

2.诊断要点

CT平扫肿瘤和正常子宫肌层呈等密度。增强扫描子宫体弥漫或局限增大,肿块密度略低,呈菜花样。子宫内膜癌阻塞宫颈内口可见子宫腔常扩大积液。附件侵犯时可见同子宫相连的密度均匀或不均匀肿块,正常脏器外脂肪层界限消失。盆腔种植转移可见子宫直肠窝扁平的软组织肿块。有腹膜后及盆腔淋巴结肿大(图4-27)。

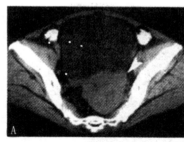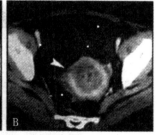

图4-27 子宫内膜癌

女性患者,65岁,绝经后反复阴道出血年余,CT检查子宫
外形显著增大,宫腔内密度不均,增强呈不均匀强化

3.鉴别诊断

(1)宫颈癌:肿块发生于宫颈,一般不向上侵犯子宫体。

（2）子宫内膜下平滑肌瘤并发囊变：增强 CT 正常子宫组织和良性平滑肌瘤的增强比内膜癌明显，钙化和脂肪变性是良性平滑肌瘤的证据。

4.特别提示

MRI 结合增强检查准确率达 91％，目前国际上采用 MRI 评价治疗子宫内膜癌的客观指标。子宫内膜癌治疗后 10％～20％复发。CT 主要用于检查内膜癌术后是否复发或转移。同时对于制定子宫内膜癌官腔内放疗计划也有帮助。

（二）宫颈癌

1.病理和临床概述

宫颈癌是女性生殖道最常见的恶性肿瘤，好发于育龄期妇女，其发病与早婚、性生活紊乱、过早性生活及某些病毒感染（如人乳头瘤病毒）等因素有关。宫颈癌好发于子宫鳞状上皮和柱状上皮移行区，由子宫颈上皮不典型增生发展为原位癌，进一步发展成浸润癌，95％为鳞癌，少数为腺癌，尚有腺鳞癌、小细胞癌、腺样囊性癌。临床症状主要有阴道接触性出血、阴道排液，继发感染可有恶臭等。

2.诊断要点

宫颈原位癌 CT 检查不能做出诊断。浸润期癌肿块有内生或外长两种扩散方式。内生性者要是向阴道穹隆乃至子宫阔韧带浸润；外生性主要向宫颈表面突出，形成息肉或菜花样隆起。CT 表现为子宫颈增大，超过 3 cm，并形成软组织肿块，肿块局限于宫颈或蔓延至子宫旁。肿瘤内出现灶性坏死呈低密度区，宫旁受累时其外形不规则，呈分叶状或三角肿块影，累及直肠时直肠周围脂肪层消失（图 4-28）。

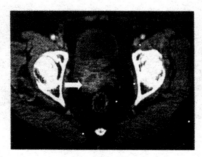

图 4-28　子宫颈癌
子宫颈见肿块，强化不均匀，膀胱壁受累及增厚

3.鉴别诊断

子宫内膜癌，肿瘤起源于子宫体，肿块较大时两者较难鉴别。

4.特别提示

CT 主要用于宫颈癌临床分期及术后随访。宫颈癌术后或放疗后 3 月内应行 CT 扫描,以后每半年1 次,直至两年。CT 扫描有助于判断肿瘤是否复发、淋巴结转移及其他器官侵犯情况,但不能准确检出膀胱和直肠受累情况,也不能鉴别放射后纤维变。必要时 MRI 检查。

第五章

肌肉骨骼系统疾病的MR诊断

第一节 软组织与骨关节外伤

一、软组织外伤

投身运动职业的人会出现各种各样的肌肉损伤,但是大部分病例具有自限性,加之 MR 检查的费用不菲,接受 MRI 检查的患者并不多。因此,MR 检查主要用于一些没有明确外伤史而触及肿块的患者以及外伤后长期疼痛而不能缓解的患者。

(一)临床表现与发病机制

肌肉损伤好发于下肢。股直肌、股二头肌最常见,这主要是因为这些肌肉位置表浅、含二型纤维多、离心性活动、跨过两个关节。半腱肌、内收肌群及比目鱼肌次之。

肌肉损伤可由直接钝性损伤引起,也可由于应力过大所造成的间接损伤造成。根据损伤部位和损伤机制的不同,肌肉损伤可分为 3 类:肌肉挫伤、肌肉肌腱拉伤、肌腱附着部位撕脱。肌肉挫伤是直接损伤,一般由钝性物体损伤所致,通常出现在深部肌群的肌腹,症状比拉伤轻。肌肉肌腱拉伤是一种间接损伤,通常由应力过大所造成的间接损伤造成。损伤多出现在肌肉肌腱连接的邻近部位,而非正好在肌肉肌腱连接处。因为在肌肉肌腱连接处细胞膜的皱褶很多,增加了肌肉肌腱的接触面积,使其接触面的应力减小,而肌肉肌腱连接处附近和肌腱附着处最薄弱,成为拉伤最好发部位。肌肉拉伤与下列因素有关,如二型纤维所占的比例、跨多个关节、离心活动、形状等。

临床上将肌肉拉伤分为 3 度,一度是挫伤,二度是部分撕裂,三度是完全断裂。一度没有功能异常,二度轻度功能丧失,三度功能完全丧失。撕脱损伤通常由肌腱附着部位强有力的、失平衡的离心性收缩造成,临床症状主要是功能丧失和严重压痛。

(二)MRI 表现

在 MRI,肌肉损伤主要有两个方面的改变,即信号强度和肌肉形态。损伤的程度不同,MR 信号与形态改变也不一样。

1.一度损伤

只有少量的纤维断裂。在肌束间和周围筋膜内可出现水肿和少量出血。在 T1WI,MR 信号改变不明显,或只显示小片状高信号,代表亚急性出血;在 T2WI 或压脂 T2WI,可见水肿的稍高信号,外观呈沿肌肉纹理走行的羽毛状,但形态改变不明显,可能由于水肿肌肉较对侧饱满,只有通过双侧对比才能发现。

2.二度损伤

肌纤维部分断裂。其信号改变可类似一度损伤,但在肌纤维断裂处常出现血肿,局部呈长 T1、长 T2 信号,其内可见小片状短 T1 信号。由于水肿、出血,肌肉形态可以膨大,有时在纤维断裂处形成血肿。

3.三度损伤

肌纤维完全断裂。断裂处组织被出血和液体代替,T2WI 呈高信号。断端回缩,肌肉空虚。断端两侧肌肉体积膨大,类似肿块。

在亚急性和陈旧性肌肉损伤,瘢痕形成时,于 T1WI 和 T2WI 均可见低信号。同时,肌纤维萎缩,肌肉体积减小,脂肪填充。

肌肉内出血或血肿信号可随出血时间不同而改变。在急性期,T1WI 呈等信号,T2WI 呈低信号;在亚急性期,T1WI 呈高信号,T2WI 呈高信号,信号不均匀;在慢性期,血肿周边出现含铁血黄素,T2WI 呈低信号。

(三)鉴别诊断

1.软组织肿瘤

对无明确外伤史而触及肿物的患者,MRI 显示血肿影像时,首先应排除肿瘤。鉴别要点如下,①信号特点,均匀一致的短 T1、长 T2 信号常提示血肿,而肿瘤一般为长 T1、长 T2 信号,肿瘤内部出血时,信号多不均匀;②病变周围是否出现羽毛状水肿信号,血肿周围往往出现,且范围大,肿瘤很少出现,除非很大的恶性肿瘤;③增强扫描时,一般血肿由于周边机化,形成假包膜,可在周边出现薄的环状强化,而肿瘤呈均匀或不均匀强化,即使出现边缘强化,厚薄常不均匀;

④MRI随访,血肿变小,肿瘤增大或不变。

2.软组织炎症

肌肉损伤的患者,在 MRI 有时仅见肌肉内羽毛状水肿表现,需与软组织的炎症鉴别。鉴别主要根据临床症状,炎症患者往往有红肿热痛及白细胞增高,而且病变肌肉内可能存在小脓肿。

二、半月板撕裂

MRI 是无创伤性检查,目前已广泛用于诊断膝关节半月板撕裂和退变,成为半月板损伤的首选检查方法。

(一)临床表现与病理特征

半月板损伤的常见临床症状为膝关节疼痛。有时表现为绞锁,这一临床症状常为桶柄状撕裂所致。半月板损伤后,边缘出现纤维蛋白凝块,形成半月板边缘毛细血管丛再生的支架。瘢痕组织转变为类似半月板组织的纤维软骨需要数月或数年。新形成的纤维软骨和成熟的纤维软骨的区别在于是否有细胞增加和血管增加。半月板内的软骨细胞也有愈合反应的能力,甚至在没有血管的区域。

(二)MRI 表现

1.信号异常

正常半月板在所有 MR 序列都呈低信号。在比较年轻的患者中,有时显示半月板内中等信号影,这可能与此年龄段半月板内血管较多有关。随着年龄的增长,在短 TE 序列上半月板内可出现中等信号影,这与半月板内的黏液变性有关,但这种中等信号局限于半月板内。如果中等信号或高信号延伸到关节面就不再是单纯的退变,而是合并半月板撕裂。T2WI 显示游离的液体延伸到半月板撕裂处,是半月板新鲜撕裂的可靠证据。

2.形态异常

半月板撕裂常见其形态异常,如半月板边缘不规则,在关节面处出现小缺损,或发现半月板碎片。如显示的半月板比正常半月板小,应全面寻找移位的半月板碎片。

3.半月板损伤分级

Stoller 根据不同程度半月板损伤的 MRI 表现(信号、形态及边缘改变),将半月板损伤分为Ⅰ～Ⅳ级。

Ⅰ级:半月板信号弥漫增高,信号模糊且界限不清;或半月板内出现较小的孤立高信号灶,未延伸至半月板各缘。半月板形态无变化,边缘光整,与关节软骨界限锐利。组织学上,此型表现与早期黏液样变性有关。这些病变虽无症状,但已代表半月板对机械应力和负重的反应,导致黏多糖产物增多。

Ⅱ级:半月板内异常高信号影(通常为水平线样),未到达关节面。组织学改变为广泛的条带状黏液样变。大多数学者认为Ⅱ级是Ⅰ级病变的进展。

Ⅲ级:半月板内异常高信号灶(通常为斜形,不规则线样)延伸至半月板关节面缘或游离缘。此级损伤可得到关节镜检查证实。

Ⅳ级:在Ⅲ级的基础上,半月板变形更为明显。

4.半月板损伤分型

一般分为3型,即垂直、斜行和水平撕裂。

(1)垂直撕裂:高信号的方向与胫骨平台垂直,通常由创伤引起。垂直撕裂又可分为放射状撕裂(与半月板长轴垂直)和纵行撕裂(与半月板长轴平行)。

(2)斜行撕裂:高信号的方向与胫骨平台成一定的角度,是最常见的撕裂方式。

(3)水平撕裂:高信号的方向与胫骨平台平行,内缘达关节囊,通常继发于退变。

5.几种特殊半月板损伤的 MRI 表现

(1)放射状撕裂:放射状撕裂沿与半月板长轴垂直的方向延伸,病变范围可是沿半月板游离缘的小损伤,也可是累及整个半月板的大撕裂。在矢状或冠状面 MRI,仅累及半月板游离缘的小放射状撕裂表现为领结状半月板最内面小的局限性缺损。在显示大的放射状撕裂时,应根据损伤部位不同,选择不同的 MR 成像平面。放射状撕裂好发于半月板的内 1/3,且以外侧半月板更多见。外侧半月板后角的撕裂可伴有前交叉韧带的损伤。

(2)纵向撕裂:纵向撕裂沿与半月板长轴的方向延伸,在半月板内可出现沿半月板长轴分布的线状异常信号。单纯的纵向撕裂,撕裂处到关节囊的距离在每个层面上相等。如果撕裂的范围非常大,内面的部分可能移位到髁间窝,形成所谓的桶柄状撕裂。这种类型的撕裂主要累及内侧半月板,如未能发现移位于髁间窝的半月板部分,可能出现漏诊。在矢状面 MRI 可见领结状结构减少和双后交叉韧带征,在冠状面 MRI 可见半月板体部截断,并直接看到移位于髁间窝的半月板部分。

(3)斜行撕裂:是一种既有放射状,又有纵形撕裂的撕裂形式,斜行经过半月板。典型者形成一个不稳定的皮瓣。

(4)水平撕裂:水平撕裂沿与胫骨平台平行的方向延伸,在半月板的上面或下面将半月板分离，又称水平劈开撕裂。这是合并半月板囊肿时最常见的一种撕裂方式。由于撕裂处的活瓣效应，撕裂处出现液体潴留，所形成的半月板囊肿，包括半月板内囊肿和半月板关节囊交界处囊肿。如发现半月板关节囊交界处的囊肿，应仔细观察半月板是否有潜在的撕裂。如果不修复潜在的撕裂，单纯切除囊肿后容易复发。

（5）复杂撕裂：同时存在以上两种或两种以上形态的撕裂。征象包括以下几种。①移位撕裂：如上述桶柄状撕裂；②翻转移位：如在其他部位发现多余的半月板组织，很可能是移位的半月板碎片；半月板的一部分损伤后，就会形成一个皮瓣，通过一个窄蒂与完整的半月板前角或后角相连，从而导致"翻转移位"，又称双前角或后角征；这种类型的撕裂常累及外侧半月板；③水平撕裂后，一部分半月板可能沿关节边缘突入滑膜囊内，最重要的是在 MRI 找到移位的碎片，因为关节镜检查很容易漏掉此型撕裂；④游离碎片：当一部分半月板没有显示时，除了寻找前述的移位性撕裂外，还应逐一观察膝关节的任何一个凹陷，包括髌上囊，寻找那些远处移位的游离碎片；⑤边缘撕裂：指撕裂发生在半月板的外 1/3，此部位半月板富血供，此类型撕裂经保守或手术治疗后可以治愈；如撕裂发生在内侧白区，需要清除或切除。

（三）鉴别诊断

误判原因多与解剖变异以及由血流、运动和软件问题产生的伪影有关。这些因素包括板股韧带、板板韧带、膝横韧带、肌腱、魔角效应、动脉搏动效应、患者移位、钙磷沉积病、关节腔内含铁血黄素沉着、关节真空等。

三、盘状半月板

盘状半月板（discoid meniscus，DM）是一种发育异常。由于在膝关节运动时，盘状半月板容易损伤，故在本节对其论述。

（一）临床表现

盘状半月板体积增大，似半月形。常双侧同时出现，但在外侧半月板最常见。外侧盘状半月板的发生率为 $1.4\%\sim15.5\%$，内侧盘状半月板的发生率约 0.3%。临床上，盘状半月板常无症状，或偶有关节疼痛，这与半月板变性及撕裂有关。

（二）MRI 表现

1.盘状半月板的诊断标准

正常半月板的横径为 $10\sim11$ mm。在矢状面 MRI，层厚 $4\sim5$ mm 时，只有两个层面可显示连续的半月板。盘状半月板的横径增加。如果超过两层仍可看到连续的半月板,而没有出现前角、后角的领结样形态,即可诊断盘状半月板。冠状面 MRI 显示半月板延伸至关节内的真正范围,更有诊断意义。

2.盘状半月板的分型

盘状半月板分为 6 型。Ⅰ 型,盘状半月板,半月板上下缘平行,呈厚板状;Ⅱ 型,呈中心部分较厚的厚板状;Ⅲ 型,盘状半月板比正常半月板大;Ⅳ 型,半月板不对称,其前角比后角更深入关节;Ⅴ 型,半月板界于正常和盘状之间;Ⅵ 型,上述任一型合并半月板撕裂。

典型的盘状半月板呈较宽的盘状,延伸至关节深部,因此容易撕裂。半月板撕裂的表现见前文描述。

(三)鉴别诊断

1.膝关节真空现象

不应将真空现象导致的低信号影误认为盘状半月板。最好的鉴别方法是,观察 X 线平片,明确是否有气体密度影。

2.半月板桶柄状撕裂

桶柄状撕裂后,半月板内移。在冠状面 MRI,髁间窝处可见移位的半月板,勿误认为盘状半月板。鉴别要点是,冠状面 MRI 显示半月板断裂,断裂处被水的信号替代。矢状面 MRI 也有助于鉴别诊断。

四、前交叉韧带损伤

前交叉韧带损伤在膝关节的韧带损伤中最常见。

(一)临床表现和损伤机制

ACL 损伤的临床诊断通常根据患者的病史、体检或 MRI 所见。关节镜检查是诊断 ACL 损伤的金标准。体检时,前抽屉试验及侧移试验可出现阳性,但ACL 部分撕裂者体检很难发现。损伤机制:可由多种损伤引起,常常发生于膝关节强力外翻和外旋时。膝关节过伸后外旋、伸展内旋和胫骨前移也可造成ACL 损伤。

(二)MRI 表现

1.原发征象

急性完全撕裂表现为韧带连续性中断,T2WI 显示信号增高,韧带呈水平状或扁平状走行,或韧带完全消失伴关节腔积液,或韧带呈波浪状。急性不全撕裂时,韧带增宽,在 T2WI 信号增高。慢性撕裂在 MRI 表现为信号正常或呈中等信号,典型病变常伴有韧带松弛和韧带增厚,也可表现为韧带萎缩和瘢痕形成。

2.继发征象

不完全撕裂的诊断较困难,继发征象可能有助于诊断。

(1)后交叉韧带成角:PCL 夹角<105°时提示 ACL 损伤。表现为后交叉韧带走行异常,上部呈锐角,形似问号。

(2)胫骨前移:胫骨前移>7 mm 时提示 ACL 损伤。测量一般在股骨外侧髁的正中矢状面上进行。

(3)半月板裸露:又称半月板未覆盖征,即通过胫骨皮质后缘的垂直线与外侧半月板相交。

(4)骨挫伤:尤其是发生于股骨外侧髁和胫骨平台的损伤,可合并 ACL 损伤。

(5)深巢征:即股骨外侧髁髌骨沟的深度增加,超过 1.5 mm。

其他继发征象包括关节积液、Segond 骨折、MCL 撕裂、半月板撕裂等。

(三)鉴别诊断

1.ACL 黏液样变性

MRI 显示 ACL 弥漫性增粗,但无液体样高信号,仍能看到 ACL 完整的线状纤维束样结构,表现为条纹状芹菜杆样外观。本病易与 ACL 的间质性撕裂混淆,鉴别主要靠病史、体检时 Lachman 阴性以及没有 ACL 撕裂的继发征象。

2.ACL 腱鞘囊肿

表现为边界清晰的梭形囊样结构,位于 ACL 内或外。当囊肿较小时,容易误诊为 ACL 部分撕裂。

五、后交叉韧带撕裂

后交叉韧带撕裂约占膝关节损伤的 3%～20%。因未能对很多急性损伤做出诊断,实际发生率可能更高。半数以上的 PCL 损伤出现在交通事故中,其他则为运动相关的损伤。单纯性 PCL 损伤少见,多合并其他损伤。合并 ACL 损伤最常见,其次是 MCL、内侧半月板、关节囊后部和 LCL。

(一)临床表现和损伤机制

疼痛是最常见的临床症状,可以是弥漫的,或出现在胫骨或股骨的撕脱骨折部位。可有肿胀和关节积液。患者无法站立提示严重的外伤。有些患者发生单独 PCL 撕裂时,仍可继续活动。体检时,后抽屉试验可呈阳性。

　　膝关节过屈并受到高速度力的作用,是引起 PCL 撕裂最常见的原因。这种情况常见于摩托车交通事故和足球运动员,导致胫骨相对股骨向后移位。膝关节过伸时,关节囊后部撕裂,可以引起 PCL 撕裂,常伴 ACL 撕裂。外翻或外旋应力也是 PCL 撕裂的常见原因,常伴 MCL 和 ACL 撕裂。膝关节过屈内旋、足过屈或跖屈时,也可引起 PCL 撕裂。有时,ACL 前外侧束受到应力作用撕裂,而后内侧束仍然完整。

　　PCL 损伤的分类和分级:PCL 损伤分为单纯性损伤和复合伤。单纯性损伤又分为部分撕裂和完全撕裂。根据胫骨后移位的程度,可将 PCL 损伤分为 3级:Ⅰ级,胫骨后移 1～5 mm;Ⅱ级,胫骨后移 5～10 mm;Ⅲ级,胫骨后移>10 mm。

　　(二)MRI 表现

　　1.PCL 韧带内撕裂

　　韧带内撕裂是间质撕裂,局限于韧带内。由于出血、水肿,在 T2WI 可见信号增高,但异常信号局限于韧带内,导致韧带信号不均匀。这种损伤可累及韧带全长,导致韧带弥漫性增粗,其外形仍存在。

　　2.部分撕裂

　　韧带内偏心性信号增高。在高信号至韧带某一边的断裂之间,仍存在一些正常的韧带纤维。在残存的正常韧带纤维周围,可出现环状出血和水肿,称为晕征。

　　3.完全撕裂

　　韧带连续性中断,断端回缩迂曲。断端出现水肿和出血,边缘模糊。

　　4.PCL 撕脱损伤

　　撕脱骨折常常累及胫骨附着处。多伴随骨折碎片,PCL 从附着处回缩。骨折部位常出现骨髓水肿。韧带结构实际上正常。相关的表现包括:过度伸直时损伤出现胫骨平台和邻近的股骨髁挫伤;过度屈曲时损伤出现胫骨近端的挫伤。

　　5.慢性撕裂

　　撕裂的 PCL 在 T2WI 呈中等信号,韧带走行迂曲,外形不规则,屈曲时韧带不能拉近。韧带连续性未见中断,但是被纤维瘢痕所代替。纤维瘢痕与韧带在MRI 均呈低信号。PCL 虽然在解剖上完整,但功能受损。

　　(三)鉴别诊断

　　1.嗜酸样变性(eosinophilicdegeneration,EG)

　　EG 类似于韧带内撕裂,在 T1WI 可见韧带内局限性信号增加,在 T2WI 信号减低,韧带的外形和轮廓正常。常见于老年人,无明确外伤史。

2.魔角效应

在短 TE 的 MR 图像,PCL 上部信号增加,类似于撕裂。形成机制主要是韧带的解剖结构与主磁场方向的角度呈 55°,可以通过延长 TE 而消除。

3.腱鞘囊肿

附着于 PCL 的腱鞘囊肿需与 PCL 损伤鉴别。囊肿为边界清晰的水样信号,PCL 完整。

4.半月板桶柄状撕裂

桶柄状撕裂形成的"双后交叉韧带征"需与 PCL 损伤鉴别。PCL 走行正常,可见半月板撕裂的征象。

六、侧副韧带损伤

内、外侧副韧带(MCL、LCL)是韧带、深筋膜和肌腱附着处组成的复杂结构。因此,损伤可以是单纯内、外侧副韧带损伤,也可以合并其他多个结构损伤。另外,损伤可以是挫伤、部分撕裂或完全撕裂。MCL 损伤很少单独出现,往往合并其他软组织损伤,如 ACL 和内侧半月板。完全 MCL 撕裂一般见于严重的膝关节外伤,通常伴有 ACL 撕裂,也可伴有半月板关节囊分离和骨挫伤。

(一)临床表现和损伤机制

MCL 撕裂常为膝关节外侧受到直接暴力后发生,如果是间接损伤机制的话,临床医师应该怀疑伴有交叉韧带损伤。MCL 撕裂可根据体检而分类:1 级,膝关节没有松弛,仅有 MCL 部位的压痛;2 级,外翻应力时有些松弛,但有明确的终点;3 级,松弛明显增加,没有明确的终点。

单纯性 LCL 损伤一般不会听到爆裂声,过伸外翻应力是 LCL 损伤最常见的机制,过伸内旋也是其常见的损伤机制。患者出现膝关节不稳,处于过伸状态,后外侧疼痛。LCL 是关节囊外的结构,因此单纯 LCL 损伤只有轻度肿胀,没有关节积液。与 MCL 比较,外侧副韧带损伤的机会较少。

(二)MRI 表现

(1)MCL 急性撕裂的 MRI 表现:根据损伤程度不同可有如下改变:1 级,韧带厚度正常,连续性未见中断,周围可见不同程度的中等 T1、长 T2 信号,提示水肿,韧带与附着处骨皮质仍紧密结合;2 级,韧带增厚,纤维部分断裂,周围可见中等 T1、长 T2 信号,提示水肿或出血;3 级,韧带完全断裂,相应部位周围可见出血和水肿信号。

（2）慢性 MCL 撕裂时 MRI 显示韧带增厚，在 T1WI 和 T2WI 均呈低信号。有时，MCL 骨化，在其近端可见骨髓信号。

（3）LCL 撕裂与 MCL 不同，其 MRI 表现很少根据撕裂的程度描述。LCL 为关节囊外结构，不会出现关节积液，不会如 MCL 撕裂一样在其周围出现长 T2 信号。与 MCL 撕裂相比，急性 LCL 撕裂一般表现为韧带连续性中断或腓骨头撕脱骨折，韧带松弛、迂曲，而无明显的韧带增厚。如前文所述，LCL 撕裂很少单独出现，多伴有交叉韧带损伤。

（4）内、外侧副韧带损伤的继发征象包括关节间隙增宽、积液、半月板损伤、交叉韧带撕裂和骨挫伤。

（三）鉴别诊断

1.2 级和 3 级 MCL 撕裂

鉴别非常困难。临床上根据外翻松弛有无终点鉴别 2 级和 3 级撕裂非常有帮助，伴有 ACL 撕裂也提示 MCL 完全撕裂。

2.鹅足滑膜炎/撕脱骨折

横断面 MR 图像可以清晰显示鹅足和 MCL 解剖。

七、肩袖损伤

肩关节疼痛是患者常见的主诉，其原因众多。40 岁以上的患者中，主要原因为肩关节撞击综合征和肩袖撕裂。MRI 作为一种无创伤性检查方法，在诊断肩袖病变方面的重要性日益增加，有助于指导手术。

（一）临床表现与损伤机制

肩袖疼痛的两个主要原因是机械性原因和生物原因。前者如肩峰下肌腱的撞击作用，后者如滑膜炎。尽管肩袖有神经支配，肩峰下滑囊的末梢神经是肩袖的 20 倍。肩峰下撞击综合征的患者，肩峰下滑囊积液是引起患者疼痛的主要原因。肩关节撞击综合征是一个临床诊断，体格检查很难判断与之相关的肩袖损伤的情况。因此，MRI 检查非常重要。

绝大多数肩袖撕裂表现为慢性病程，少数伴有急性外伤。典型的临床表现为慢性肩关节疼痛，疼痛在肩关节前上外侧，上臂前屈或外展时疼痛加重。因夜间疼痛而影响睡眠是困扰肩袖病变患者的常见问题。体格检查可发现肌力减弱和摩擦音。Neer 和 Hawkins/Jobe 试验可以确定肩袖撞击综合征，肩峰下滑囊注射利多卡因试验可用于诊断肩袖撞击综合征。

肩袖损伤有 3 个主要机制：肩袖的外压作用、肌腱内部退变、肌肉失平衡。

Neer 首次提出肩袖损伤的理论,即尖峰前部、喙肩韧带和肩锁关节外压所致,三者组成喙肩弓。通常将肩袖病变分为 3 期:Ⅰ期,肩袖特别是冈上肌腱水肿和出血,或表现为肌腱炎或炎性病变,好发于＜25 岁的青年人;Ⅱ期,炎症进展,形成更多纤维组织,好发于 25～45 岁;Ⅲ期,肩袖撕裂,多发于 45 岁以上。Ⅰ期异常改变是可逆的,故在此阶段发现病变有重要临床意义。肩袖撕裂常发生于冈上肌腱距大结节 1 cm 处,这个危险区域无血管分布,是肌腱撕裂的最常见部位。

(二)MRI 表现

肩袖损伤程度不同,MRI 表现不同,分述如下:0 级,MRI 表现正常,呈均匀一致的低信号;1 级,肩袖形态正常,其内可见弥漫性或线状高信号;2 级,肩袖变薄或不规则,局部信号增高,部分撕裂时在肌腱中可见水样信号,但仅累及部分肌腱;3 级,异常信号增高累及肌腱全层,肌腱全层撕裂时液体进入肌腱裂隙中,伴有不同程度的肌腱回缩。

肌腱全层撕裂的慢性患者可合并肌肉脂性萎缩。可将部分撕裂分为关节面侧、滑囊面侧和肌腱内部分撕裂。肌腱内部分撕裂可以造成肩关节疼痛,但关节镜检查阴性。关节面侧部分撕裂比滑囊面侧部分撕裂更常见。MRI 诊断部分撕裂比全层撕裂的准确性低。部分撕裂在 MRI 可仅表现为中等信号。

(三)鉴别诊断

1.钙化性肌腱炎

肌腱增厚,常伴有局部信号减低,X 线平片检查有助于鉴别诊断。

2.肌腱退变

常见于老年人,在 T2WI 信号增高,边界不清。所有的肩袖结构均出现与年龄相关的退变。随年龄增大,肩袖内可能出现小的裂隙,MRI 显示水样信号。这些裂隙如果延伸到肩袖的表面,可能被误诊为撕裂。

3.肌腱病

肌腱病是组织学检查可以发现更小的肩袖退变。肌腱病这一术语有时也被用于年龄相关的肩袖退变,但建议将这一术语用于诊断更为年轻的有症状患者。

八、踝关节损伤

踝关节韧带损伤是临床工作中的常见问题之一。其中,外侧副韧带损伤最常见,它包含距腓前韧带、跟腓韧带及距腓后韧带 3 个组成部分。

(一)临床表现与病理特征

踝关节扭伤多为内翻内旋性损伤,通常导致距腓前韧带和/或跟腓韧带断裂。其中,单纯距腓前韧带断裂最多,距腓前韧带和跟腓韧带同时断裂次之,距腓后韧带受损则很少。踝部共有 13 条肌腱通过,除跟腱外,其他所有肌腱均有腱鞘包绕。

(二)MRI 表现

足和踝关节的韧带撕裂与其他部位的韧带损伤表现类似。根据损伤程度,MRI 表现可分为:1 级,撕裂表现为韧带轻度增粗,其内可见小片状高信号,并常出现皮下水肿;2 级,韧带部分撕裂,韧带增粗更为明显,信号强度的变化更为显著;3 级,撕裂为韧带完全断裂,断端分离,断端间出现高信号。这些改变在常规 MRI T2WI 均可显示。

MRI 诊断距腓前韧带损伤比较容易,而显示跟腓韧带损伤则相对困难。原因可能是,在现有扫描方式下,距腓前韧带通常可以完整地显示在单层横断面图像上,从而容易判断其有无连续性中断。跟腓韧带则不同,不管是横断面还是冠状面图像,通常都不能在单层图像完整显示,仅可断续显示在连续的数个层面。这样,MRI 就不易判断跟腓韧带的连续性是否完好,诊断能力下降。为此,MRI检查时应尽可能在单一层面显示所要观察的组织结构,合理摆放患者体位和选择成像平面,或选用三维成像技术显示踝部韧带的复杂解剖。例如,足跖屈 $40°\sim50°$ 的横断面,或俯卧位横断面可使跟腓韧带更容易在单层图像完整显示;MRI 薄层三维体积成像,尤其是各向同性高分辨率三维扫描,可以获得沿跟腓韧带走行的高质量图像,提高跟腓韧带损伤的诊断可靠性。

(三)鉴别诊断

1.部分容积效应

在判断复杂韧带解剖、韧带呈扇形附着或多头韧带所致的信号变化时,部分容积效应可造成假象。采用多层面、多方位或薄层三维成像有助于解决这一问题。

2.魔角效应

小腿部肌腱经内、外踝转至足底时,经常出现"魔角现象"。即在短 TE 图像肌腱信号增高,但在长 TE 图像肌腱信号正常。

第二节　骨关节感染性疾病

一、骨髓炎

骨髓炎是指细菌性骨感染引起的非特异性炎症,它涉及骨膜、骨密质、骨松质及骨髓组织,"骨髓炎"只是一个沿用的名称。本病较多见于 2~10 岁儿童,多侵犯长骨,病菌多为金黄色葡萄球菌。近年来抗生素广泛应用,骨髓炎的发病率显著降低,急性骨髓炎也可完全治愈,转为慢性者少见。

(一)临床表现与病理特征

急性期常突然发病,高热、寒战,儿童可有烦躁不安、呕吐与惊厥。重者出现昏迷和感染性休克。早期患肢剧痛,肢体半屈畸形。局部皮温升高,有压痛,肿胀并不明显。数天后出现水肿,压痛更为明显。脓肿穿破骨膜后成为软组织深部脓肿,此时疼痛可减轻,但局部红肿压痛更为明显,触之有波动感。白细胞数增高。成人急性炎症表现可不明显,症状较轻,体温升高不明显,白细胞可仅轻度升高。慢性骨髓炎时,如骨内病灶相对稳定,则全身症状轻微。身体抵抗力低下时可再次急性发作。病变可迁延数年,甚至数十年。

大量的菌栓停留在长骨的干骺端,阻塞小血管,迅速发生骨坏死,并有充血、渗出与白细胞浸润。白细胞释放蛋白溶解酶破坏细菌、坏死骨组织与邻近骨髓组织。渗出物与破坏的碎屑形成小型脓肿并逐渐扩大,使容量不能扩大的骨髓腔内压力增高。其他血管亦受压迫而形成更多的坏死骨组织。脓肿不断扩大,并与邻近的脓肿融合成更大的脓肿。

腔内高压的脓液可以沿哈佛管蔓延至骨膜下间隙,将骨膜掀起,形成骨膜下脓肿。骨皮质外层 1/3 的血供来自骨膜,骨膜的掀起剥夺了外层骨皮质的血供而形成死骨。骨膜掀起后脓液沿筋膜间隙流注,形成深部脓肿。脓液穿破皮肤,排出体外形成窦道。脓肿也可穿破干骺端的骨皮质,形成骨膜下骨脓肿,再经过骨小管进入骨髓腔。脓液还可沿着骨髓腔蔓延,破坏骨髓组织、松质骨、内层 2/3 密质骨的血液供应。病变严重时,骨密质的内外面都浸泡在脓液中而失去血液供应,形成大片的死骨。因骨骺板具有屏障作用,脓液进入邻近关节少见。成人骺板已经融合,脓肿可以直接进入关节腔,形成化脓性关节炎。小儿股骨头骨骺位于关节囊内,该处骨髓炎可以直接穿破干骺端骨密质,进入关节。

　　失去血供的骨组织,将因缺血而坏死。而后,在其周围形成肉芽组织,死骨的边缘逐渐被吸收,使死骨与主骨完全脱离。在死骨形成过程中,病灶周围的骨膜因炎性充血和脓液的刺激,产生新骨,包围在骨干外层,形成骨性包壳。包壳上有数个小孔与皮肤的窦道相通。包壳内有死骨、脓液和炎性肉芽组织,往往引流不畅,成为骨性无效腔。死骨内可存留细菌,抗生素不能进入其内,妨碍病变痊愈。小片死骨可以被肉芽组织吸收,或为吞噬细胞清除,或经皮肤窦道排出。大块死骨难以吸收和排出,可长期存留体内,使窦道经久不愈合,病变进入慢性阶段。

(二)MRI 表现

　　MRI 显示骨髓炎和软组织感染的作用优于 X 线和 CT 检查,易于区分髓腔内的炎性浸润与正常黄骨髓,可以确定骨破坏前的早期感染。

1.急性骨髓炎

　　骨髓腔内多发类圆形或迂曲不规则的更长 T1、长 T2 信号,边缘尚清晰,代表病变内脓肿形成;脓肿周围骨髓腔内可见边界不清的大片状长 T1、长 T2 信号,压脂 T2WI 呈高信号,代表脓肿周围骨髓腔的水肿;病变区可出现死骨,在所有 MRI 序列均表现为低信号,其周围可见环状长 T1、长 T2 信号包绕,代表死骨周围的反应性肉芽组织,死骨的显示 CT 优于 MRI;骨膜反应呈与骨皮质平行的细线状高信号,外缘为骨膜化骨的低信号线;周围软组织内可见广泛的长 T1、长 T2 信号,为软组织的水肿(图 5-1);有时骨膜下及软组织出现不规则长 T1、长 T2 信号,边界清晰,代表骨膜下或软组织脓肿形成;在增强检查时,炎性肉芽肿及脓肿壁可有强化,液化坏死区不强化,因此出现环状强化,壁厚薄均匀。

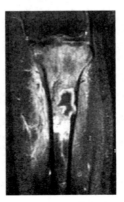

图 5-1　胫骨骨髓炎

脂肪抑制冠状面 T2WI,胫骨中上段局限性骨质破坏,周围可见

环状高信号,髓内大片水肿,周围肌肉组织明显肿胀

2.慢性化脓性骨髓炎

典型的影像学特点为骨质增生、骨质破坏及死骨形成,MRI 显示这些病变不如 CT。只有在 X 线和 CT 检查无法与恶性肿瘤鉴别诊断时,MRI 可以提供一定的信息。例如,当 MRI 检查没有发现软组织肿块,而显示病变周围不规则片状长 T1、长 T2 水肿信号,病变内部可见多发类圆形长 T1、长 T2 信号,边缘强化,提示脓肿可能,对慢性骨髓炎的诊断有一定的帮助。

(三)鉴别诊断

1.骨肉瘤

骨肉瘤的骨质破坏与骨硬化可孤立或混杂出现,而骨髓炎的增生硬化在破坏区的周围。骨肉瘤在破坏区和软组织肿块内有瘤骨出现,周围骨膜反应不成熟,软组织肿块边界较清,局限于骨质破坏周围,而骨髓炎软组织肿胀范围比较广。

2.尤因肉瘤

尤因肉瘤亦可见局限的软组织肿块,无明确的急性病史,无死骨及骨质增生。MRI 有助于区分软组织肿胀与软组织肿块。

二、化脓性关节炎

化脓性关节炎是化脓性细菌侵犯关节面引起的急性炎症。大多由金黄色葡萄球菌引起,其次为白色葡萄球菌、肺炎链球菌和肠道杆菌。多见于儿童,好发于髋、膝关节。常见的感染途径有血行感染、邻近化脓性病灶直接蔓延、开放性关节损伤感染。

(一)临床表现与病理特征

急性期多突然发病,高热、寒战,儿童可有烦躁不安、呕吐与惊厥。病变关节迅速出现疼痛与功能障碍。局部红、肿、热、疼明显。关节常处于屈曲位。

早期为滑膜充血水肿,有白细胞浸润和浆液性渗出物;关节软骨没有破坏,如治疗及时,可不遗留任何功能障碍。病变继续发展,关节液内可见多量的纤维蛋白渗出,其附着于关节软骨上,阻碍软骨的代谢。白细胞释出大量的酶,可以协同对软骨基质进行破坏,使软骨发生断裂、崩溃与塌陷。病变进一步发展,侵犯关节软骨下骨质,关节周围亦有蜂窝织炎。病变修复后关节重度粘连,甚至发生骨性或纤维性强直,遗留严重关节功能障碍。

(二)MRI 表现

在出现病变后 1～2 周,X 线没有显示骨质改变之前,MRI 就可显示骨髓的水肿,关节间隙均匀一致性变窄。关节腔内长 T1、长 T2 信号,代表关节积液。在 T1WI,积液信号比其他原因造成的关节积液的信号稍高,原因是关节积脓内含大分子蛋白物质。关节周围骨髓腔内及软组织内可见范围很广的长 T1、长 T2 信号,代表骨髓及软组织水肿。关节囊滑膜增厚,MRI增强扫描时明显强化。

(三)鉴别诊断

1.关节结核

关节结核进展慢,病程长,破坏从关节边缘开始。如果不合并感染,一般无增生硬化。关节间隙一般为非均匀性狭窄,晚期可出现纤维强直,很少出现骨性强直。

2.类风湿关节炎

多发生于手足小关节,多关节对称受累,关节周围软组织梭形肿胀。关节面下及关节边缘处出现穿凿样骨质破坏,边缘硬化不明显。

三、骨与关节结核

骨与关节结核是一种慢性炎性疾病,绝大多数继发于体内其他部位的结核,尤其是肺结核。结核分枝杆菌多经血行到骨或关节,停留在血管丰富的骨松质和负重大、活动多的关节滑膜内。脊柱结核发病率最高,占一半以上,其次是四肢关节结核,其他部位结核很少见。本病好发于儿童和青少年。

(一)临床表现与病理特征

病变进程缓慢,临床症状较轻。全身症状有低热、盗汗、乏力、消瘦、食欲缺乏,血沉增加。早期的局部症状有疼痛、肿胀、功能障碍,无明显的发红、发热。后期可有冷脓肿形成,穿破后形成窦道,并继发化脓性感染。长期发病可导致发育障碍、骨与关节的畸形和严重的功能障碍。

骨与关节结核的最初病理变化是单纯性滑膜结核或骨结核,以后者多见。在发病最初阶段,关节软骨面完好。如果在早期阶段,结核病变被有效控制,则关节功能不受影响。如病变进一步发展,结核病灶便会破向关节腔,不同程度地损坏关节软骨,称为全关节结核。全关节结核必将后遗各种关节功能障碍。如全关节结核不能被控制,便会出现继发感染,甚至破溃产生瘘管或窦道,此时关节完全毁损。

(二)MRI 表现

1.长骨干骺端及骨干结核

MRI 主要显示结核性脓肿征象。脓肿周边可见薄层环状低信号,代表薄层硬化边或包膜;内层为等 T1、稍长 T2 的环状信号,增强扫描时有强化,代表脓肿肉芽组织壁;中心区信号根据病变的病理性质不同而不同,大部分呈长 T1、长 T2 信号,由于内部为干酪样坏死组织,其在 T1WI 信号强度高于液体信号,在 T2WI 信号往往不均匀,甚至出现低信号;周围骨髓腔内及软组织内可见长 T1、长 T2 信号,代表水肿;有时邻近关节的病变可导致关节积液。

2.脊柱结核

MRI 目前已被公认是诊断脊椎结核最有效的检查方法。病变椎体在 T1WI 呈低信号,在 T2WI 呈高信号。MRI 显示椎旁脓肿比较清楚,在 T1WI 呈低信号,T2WI 呈高信号。脓肿壁呈等 T1、等 T2 信号,增强扫描时内部脓液不强化,壁可强化(图 5-2)。

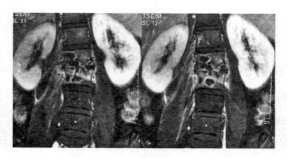

图 5-2　腰椎结核

脂肪抑制冠状面 T1WI 增强扫描,椎体内多个低信号病灶,

椎间隙破坏、狭窄,右侧腰大肌内可见较大结核性脓肿

(三)鉴别诊断

1.骨囊肿

好发于骨干干骺之中心,多为卵圆形透亮影,与骨干长轴一致,边缘清晰锐利,内无死骨。易并发病理骨折。无骨折时常无骨膜反应。CT 和 MRI 表现为典型的含液病变。

2.骨脓肿

硬化比较多,骨膜反应明显,发生于干骺端时极少累及骨骺,可形成窦道。

3.软骨母细胞瘤

骨骺为发病部位,可累及干骺端,但病变的主体在骨骺。可有软骨钙化,易与骨结核混淆,也可根据钙化的形态鉴别。病变呈等 T1、混杂长 T2 信号,增强扫描时病变呈实性强化。

4.脊柱感染

起病急,临床症状比较重,多为单个椎体受累,破坏进展快,骨修复明显。

5.脊柱转移瘤

转移瘤好发于椎弓根及椎体后部,椎间隙一般不变窄。可有软组织肿块,一般仅限于破坏椎体的水平,易向后突出压迫脊髓。MRI 增强扫描有助于鉴别软组织肿块与椎旁脓肿。

第三节 退行性骨关节病

退行性骨关节病又称骨性关节炎,是关节软骨退变引起的慢性骨关节病,分原发和继发两种。前者是原因不明的关节软骨退变,多见于 40 岁以上的成年人,好发于承重关节,如脊柱、膝关节和髋关节等,常为多关节受累。后者多继发于外伤或感染,常累及单一部位,可发生于任何年龄,任何关节。

一、临床表现与病理特征

常见的症状是局部运动受限、疼痛、关节变形。病理改变早期表现为关节软骨退变,软骨表面不规则,变薄,出现裂隙,最后软骨完全消失,骨性关节面裸露。软骨下骨常发生相应变化,骨性关节面模糊、硬化、囊变,边缘骨赘形成。

二、MRI 表现

退行性骨关节病的首选检查方法为 X 线平片。MRI 可以早期发现关节软骨退变。在此重点讲述关节软骨退变的 MRI 表现。

在 T2WI,关节软骨内出现灶状高信号是软骨变性的最早征象。软骨信号改变主要由于胶原纤维变性,含水量增多所致。软骨形态和厚度改变也见于退变的早期,主要是软骨体积减小。退变进一步发展,MRI 表现更为典型,软骨不同程度变薄,表面毛糙,灶性缺损,碎裂,甚至软骨下骨质裸露。相应部位的软骨下骨在 T2WI 显示信号增高或减低,信号增高提示水肿或囊变,信号减低提示反应性纤维化或硬化。相关的其他 MRI 表现包括中心或边缘骨赘形成,关节积液及滑膜炎。

按照 Shahriaree 提出的关节软骨病变病理分级标准,可把软骨病变的 MRI表现分级描述如下:0 级,正常;Ⅰ级,关节软骨内可见局灶性高信号,软骨表面光滑；Ⅱ级，软骨内高信号引起软骨表面不光滑，或软骨变薄、溃疡形成；Ⅲ级，软骨缺损，软骨下骨质裸露。

三、鉴别诊断

（一）软骨损伤

有明确的外伤史，可见局部软骨变薄或完全缺失。一般缺失的边界清晰锐利，有时发生软骨下骨折。在关节腔内可以找到损伤移位的软骨碎片或骨软骨碎片。

（二）感染性关节炎

在退行性变晚期，可出现骨髓水肿、关节积液及滑膜增厚等征象，需要与感染性关节炎鉴别。鉴别要点是明确有无感染的临床症状及化验结果；影像学上，感染性滑膜炎时滑膜增厚更明显，关节周围水肿及关节积液更明显，而退行性变时滑膜增厚、水肿及关节积液均相对较轻，但关节相对缘增生明显。

第四节　骨　坏　死

骨坏死是指骨的活性成分（骨细胞、骨髓造血细胞及脂肪细胞）的病理死亡。在 19 世纪，骨坏死曾被误认为由感染引起。后来认识到骨坏死并非由细菌感染引起，故称无菌坏死；此后，人们认识到骨坏死与骨组织缺血有关，故改称无血管坏死，习惯称缺血坏死。根据其发生部位，通常把发生于骨端的坏死称为骨坏死，而发生于干骺端或骨干的坏死称为骨梗死。

一、临床表现与病理特征

病变发展比较缓慢，临床症状出现较晚。主要是关节疼痛肿胀、活动障碍、肌肉痉挛。最常见的发病部位是股骨头，好发于 30～60 岁的男性，可两侧同时或先后发病。患肢呈屈曲内收畸形，"4"字试验阳性。骨坏死最好发于股骨头，其次是股骨内外髁、胫骨平台、肱骨头、距骨、跟骨、舟骨。

骨自失去血供到坏死的时间不等，数天内可无变化，2～4 周内骨细胞不会完全死亡。骨坏死的病理改变为骨陷窝空虚，骨细胞消失。骨细胞坏死后，新生和增生的血管结缔组织或纤维细胞、巨噬细胞向坏死组织伸展，逐渐将其清除。结缔组织中新生的成骨细胞附着在骨小梁表面。软骨发生皱缩和裂缝,偶尔出现斑块状坏死。滑膜增厚,关节腔积液。病变晚期,坏死区骨结构重建,发生关节退变。

二、MRI表现

(一)股骨头坏死

早期股骨头前上方出现异常信号,在 T1WI 多为一条带状低信号(图 5-3),T2WI 多呈内、外伴行的高信号带和低信号带,称之为双线征。偶尔出现三条高、低信号并行的带状异常信号,高信号居中,两边伴行低信号带,称之为三线征。条带状信号影包绕的股骨头前上部可见 5 种信号变化:正常骨髓信号,出现率最高,多见于早期病变;短 T1、长 T2 信号,罕见,出现于修复早期;长 T1、长 T2 信号,见于修复中期;长 T1、短 T2 信号,见于修复早期或晚期;混杂信号,以上信号混合出现,多见于病变中晚期。

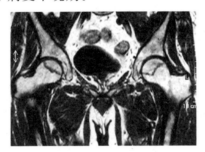

图 5-3 股骨头坏死

双髋关节 MRI,冠状面 T1WI 显示双侧股骨头内线状低信号

(二)膝关节坏死

除病变部位和形状大小外,膝关节坏死 MRI 表现的信号特点与股骨头坏死相似。病变通常表现为膝关节面下大小不一的坏死区,线条样异常信号是反应带,常为三角形或楔形,在 T1WI 呈低信号,而在反应带和关节面之间的坏死区仍表现为脂肪信号,即在 T1WI 为高信号,在 T2WI 呈现"双边征",内侧为线状高信号,代表新生肉芽组织,外侧为低信号带,代表反应性新生骨。

(三)肱骨头坏死

MRI 表现与股骨头坏死类似。

(四)跟骨坏死

信号改变与其他部位的缺血坏死无区别。常发生于跟骨后部,对称性发病比较常见。

(五)距骨坏死

分期和影像学表现与股骨头坏死相似。好发于距骨外上方之关节面下。

三、鉴别诊断

(一)一过性骨质疏松

MRI 虽可出现长 T1、长 T2 信号,但随诊观察时可恢复正常,不出现典型的双线征。

(二)滑膜疝

多发生于股骨颈前部,内为液体信号。

(三)骨岛

多为孤立的圆形硬化区,CT 密度较高,边缘较光滑。

第五节 骨 肿 瘤

骨肿瘤的首选检查方法为 X 线平片。通过 X 线表现,结合典型的年龄和发病部位,大部分骨肿瘤可以正确诊断。有些病变在 X 线平片呈良性改变,且长期随访无进展,虽不能做出明确诊断,也仅仅需要 X 线平片随访观察。MRI 检查一般只用于侵袭性病变,且不能明确良恶性的患者,或用于已确诊的恶性病变,但需要明确病变的范围及其与周围血管神经的关系。骨肿瘤种类繁多,在此选择临床常见,且有 MRI 特征的几种骨肿瘤,描述如下。

一、软骨母细胞瘤

软骨母细胞瘤是一种软骨来源的良性肿瘤,发病率为 1%~3%,占良性肿瘤的 9%。软骨母细胞瘤好发于青少年或青壮年,发生于 5~25 岁者占 90%,其中约 70% 发生于 20 岁左右。

(一)临床表现与病理特征

与大多数肿瘤一样,本病临床表现无特征。患者可无明显诱因出现疼痛、肿胀、活动受限或外伤后疼痛。

　　显微镜下病理观察,软骨母细胞瘤形态变化较大。瘤体由单核细胞及多核巨细胞混合组成,典型的单核瘤细胞界限清晰,胞质粉红色或透亮,核圆形、卵圆形,有纵向核沟。肿瘤内有嗜酸性软骨样基质,内有软骨母细胞,还可见不等量钙化,形成特征性的"窗格样钙化"。

(二)MRI 表现

　　软骨母细胞瘤多发生于长骨的骨骺内,可通过生长板累及干骺端,表现为分叶状的轻、中度膨胀性改变,边界清楚,有或无较轻的硬化边。在 MRI,肿瘤呈分叶状或无定形结构,内部信号多不均匀。这可能与软骨母细胞瘤含有较多的细胞软骨类基质和钙化以及病灶内的液体和/或出血有关。病变在 T1WI 多为中等和较低信号,在 T2WI 呈低、中、高信号不均匀混杂,高信号主要由软骨母细胞瘤中含透明软骨基质造成(图 5-4)。周围骨髓及软组织内可见水肿是软骨母细胞瘤的一个特点。

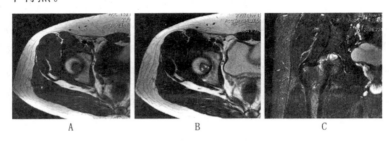

图 5-4　右股骨头软骨母细胞瘤

A.右髋关节轴面 T1WI,右侧股骨头可见中等信号病灶,边界清晰,内部信号均匀;B.右髋关节轴面 T2WI,病灶内中、高信号混杂,高信号为透明软骨基质;C.右髋关节冠状面压脂 T2WI 可见周围髓腔少量水肿

(三)鉴别诊断

1.骨骺干骺端感染

　　结核好发于干骺端,由干骺端跨骺板累及骨骺,但病变的主体部分在干骺端,周围的硬化边在 T1WI 和 T2WI 呈低信号。骨脓肿好发于干骺端,一般不累及骨骺,在 T1WI 囊肿壁呈中等信号,囊液呈低信号,可有窦道,MRI 表现也可类似骨结核。

2.骨巨细胞瘤

　　好发于 20～40 岁患者的骨端,根据年龄和部位两者不难鉴别。但是对发生于骨骺已闭合者的软骨母细胞瘤来说,有时易与骨巨细胞瘤混淆。鉴别要点是观察病变内是否有钙化。

3.动脉瘤样骨囊肿

软骨母细胞瘤继发动脉瘤样骨囊肿时,需与原发动脉瘤样骨囊肿鉴别。前者往往有钙化。

4.恶性骨肿瘤

发生于不规则骨的软骨母细胞瘤,生长活跃,有软组织肿块及骨膜反应时,需与恶性肿瘤鉴别。

二、动脉瘤样骨囊肿

动脉瘤样骨囊肿(ABC)占所有骨肿瘤的14%,好发于30岁以下的青年人,于长骨干骺端和脊柱多见,男女发病为1.5∶1。本病分为原发和继发两类。

(一)临床表现与病理特征

本病临床症状轻微,主要为局部肿胀疼痛,呈隐袭性发病。侵犯脊柱者,可引起局部疼痛,压迫神经时出现神经压迫症状。

组织学方面,ABC似充满血液的海绵,由多个相互融合的海绵状囊腔组成,内部的囊性间隔由成纤维细胞、肌成纤维细胞、破骨细胞样巨细胞、类骨质和编织骨构成。

(二)MRI表现

长骨干骺端多见,沿骨干长轴生长,病变膨胀明显,一般为偏心生长,边缘清晰,内部几乎为大小不等的囊腔样结构。尽管病变内各个囊腔的影像表现存在很大差异,但其内间隔和液-液平面仍能清晰显示(图5-5)。ABC内间隔和壁较薄,呈边缘清晰的低信号,这与其为纤维组织有关。囊腔内可见大小不等的液-液平面,在T1WI,液平上方的信号低于下方的信号;在T2WI,液平上方的信号高于下方的信号。

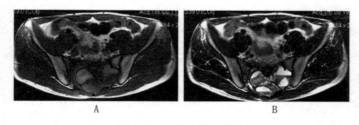

图5-5　动脉瘤样骨囊肿

A.骶骨MRI轴面T1WI,骶骨可见多个囊腔,及数个大小不等的液-液平面,液平上方信号低于下方;B.横断面T2WI,液平面上方的信号高于下方信号

(三)鉴别诊断

1.骨囊肿

发病年龄和发病部位与 ABC 相似。但骨囊肿的膨胀没有 ABC 明显;内部常为均一的长 T1、长 T2 信号;除非合并病理骨折,否则内部不会有出血信号。ABC 内部为多发囊腔,常见多发液-液平面。

2.毛细血管扩张型骨肉瘤

肿瘤内部也可见大量的液-液平面,而且液-液平面占肿瘤体积的 90% 以上,因此需与 ABC 鉴别。鉴别要点是,X 线平片显示前者破坏更严重,进展快,MRI 清晰显示软组织肿块,如 X 线平片或 CT 显示瘤骨形成,提示毛细血管扩张型骨肉瘤可能性更大。

第六节　软组织肿瘤

软组织定义为除淋巴造血组织、神经胶质、实质器官支持组织外的非上皮性骨外组织,它包括纤维、脂肪、肌肉、脉管、滑膜和间皮等组织。它们均由中胚层衍生而来,故凡是源于上述组织的肿瘤均属于软组织肿瘤。软组织肿瘤的真正发病率不详,但良性软组织肿瘤至少是恶性软组织肿瘤的10倍。致病因素有基因、放疗、环境、感染、创伤等。

软组织肿瘤种类繁多,有些肿瘤虽不能确诊病变的病理学类型,但在鉴别良恶性方面有一定作用。主要的鉴别点包括肿瘤是否突破原有间隙的筋膜、肿瘤边界、肿瘤生长速度、肿瘤大小、肿瘤所在部位、肿瘤内部密度或信号的均匀程度(如有无液化坏死、出血、钙化、流空血管)等方面。部分软组织肿瘤有特征性MRI 表现,诊断不难。在此主要列举一些 MRI 表现具有特征的软组织肿瘤。

一、脂肪瘤

脂肪瘤是源于原始间叶组织的肿瘤,是最常见的良性软组织肿瘤。

(一)临床表现与病理特征

脂肪瘤好发于 30～50 岁,女性多于男性,皮下表浅部位多见。临床常触及质软包块,一般无临床不适。病理方面,良性脂肪瘤几乎为成熟的脂肪组织,其内可有纤维性间隔,使肿瘤呈小叶状改变。瘤体内偶有灶状脂肪坏死、梗死、钙化。

(二)MRI 表现

瘤体边缘清晰,内部一般呈均匀的短 T1、长 T2 信号,在压脂图像呈低信号,与皮下脂肪信号改变相似。瘤内偶有薄的纤维间隔,呈线状低信号,其特点为间隔较薄,且厚薄均匀,没有壁结节(图 5-6)。增强扫描时病变无强化,间隔结构偶有轻度强化。

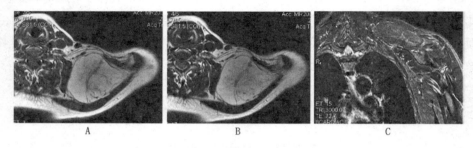

图 5-6　肩部脂肪瘤

A.左肩部横断面 T1WI,可见边界清晰的高信号病灶,内部有薄的
分隔;B.左肩部横断面 T2WI,病变呈均匀高信号;C.左肩部冠状
面压脂 T2WI,病灶呈低信号,与周围脂肪信号改变类似

(三)鉴别诊断

脂肪瘤内存在纤维间隔时,需与高分化脂肪肉瘤鉴别。前者间隔较薄,厚薄均匀,无壁结节,增强扫描时无或仅有轻度强化;后者间隔较厚,厚薄不均,有壁结节,明显强化。

二、脂肪肉瘤

脂肪肉瘤是起源于脂肪组织的恶性肿瘤,是成人第二位常见的软组织恶性肿瘤。

(一)临床表现与病理特征

脂肪肉瘤多见于 50～60 岁的中老年人,男女比例约为 4∶1,好发于大腿及腹膜后部位。临床上常触及肿块,边界不清,有压痛,活动度差,可有疼痛和功能障碍。显微镜下观察,脂肪肉瘤的共同形态学特征是存在脂肪母细胞,因胞质内含有一个或多个脂肪空泡,故瘤细胞呈印戒状或海绵状。大体病理观察,脂肪肉瘤边界清晰,但无包膜。

(二)MRI表现

组织分化好的脂肪肉瘤以脂肪成分为主,在 T1WI 及 T2WI 均呈高信号,在压脂图像呈低信号。瘤体内部分隔较多、较厚,且厚薄不均,可有实性结节,增强扫描时可有强化。组织分化不良的脂肪肉瘤,其内含有不同程度的脂肪成分,对诊断脂肪肉瘤具有意义。如果病变不含脂肪成分,诊断脂肪肉瘤将很困难,因为肿瘤与其他软组织恶性肿瘤表现相似,呈长 T1、长 T2 信号,信号不均,内部可有更长 T1、长 T2 信号,代表病变内坏死区,瘤体边界不清晰,侵蚀邻近骨,增强扫描时病变明显强化,强化一般不均匀。

(三)鉴别诊断

1.良性脂肪瘤

分化良好的脂肪肉瘤需与脂肪瘤鉴别,鉴别要点见前文描述。

2.恶性纤维组织细胞瘤

分化不良的脂肪肉瘤,需要与恶性纤维组织细胞瘤鉴别。如 MRI 显示脂肪成分,可提示脂肪肉瘤诊断,如果未发现脂肪成分,则很难与恶性纤维组织细胞瘤鉴别,一般需要病理确诊。

三、神经源性肿瘤

神经源性肿瘤是外周神经常见的肿瘤之一,可单发或多发。多发者称为神经纤维瘤病,是一种复杂的疾病,同时累及神经外胚层及中胚层。

(一)临床表现与病理特征

神经鞘瘤可发生于任何年龄,以 20～50 岁常见,男女发病率差别不大,好发于四肢肌间。而神经纤维瘤以 20～30 岁多见,好发于皮下。外周神经源性肿瘤好发于四肢的屈侧和掌侧,下肢多与上肢。临床上常触及无痛性肿块,沿神经长轴分布。伴发神经纤维瘤病时,皮肤可有咖啡斑。

恶性神经源性肿瘤肿块往往较大,有疼痛及神经系统症状,如肌力减弱,感觉丧失等。肿瘤细胞排列成束,内部出血、坏死常见,异型性区域占 10％～15％,局部可出现成熟的软骨、骨、横纹肌、肉芽组织或上皮成分。大部分恶性神经源性肿瘤为高分化肉瘤。

神经鞘瘤呈梭形,位于神经的一侧,把神经挤压到另一侧,被神经鞘膜包绕。镜下分为 Antoni A、B 两区,A 区瘤细胞丰富,梭形,呈栅栏状排列,或呈器官样结构,B 区以丰富的血管、高度水肿和囊变为特征,两者混杂于肿瘤中,两者的比例在不同患者中也有不同。肿瘤较大时常出现液化、坏死、钙化、纤维化等退行性改变。

神经纤维瘤呈梭形,位于神经鞘膜内,与正常神经混合成一块,无法分离。神经纤维瘤由交织成网状的、比较长的细胞组成,含有大量的胶原纤维,囊变区没有神经鞘瘤明显。

(二)MRI 表现

神经源性肿瘤主要沿神经走行,一般呈梭形。在 T1WI,瘤体多为信号均匀或轻度不均匀,信号强度等于或稍低于肌肉。在 T2WI,瘤体可为中度或明显高信号,轻度不均匀。良性神经源性肿瘤的信号不均匀(图 5-7),反映了肿瘤内细胞密集区与细胞稀疏区共存以及肿瘤内部囊变及出血改变。

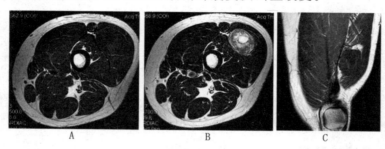

图 5-7 下肢神经源性肿瘤

A.横断面 T1WI,瘤体信号强度接近肌肉信号,轻度不均匀;B.横断面 T2WI,病变呈不均匀高信号,可见"靶征";C.冠状面 T1WI,瘤体中心可见更低信号区

神经源性肿瘤有时可见相对特征性的 MRI 表现,即于 T2WI 出现"靶征"。组织学上,靶缘区为结构较疏松的黏液样基质,在 T2WI 呈高信号;靶心为肿瘤实质区,含有大量紧密排列的肿瘤细胞及少许纤维和脂肪,在 T2WI 呈等信号;Gd-DTPA 增强扫描时,靶中心显著强化,信号强度高于靶缘区。有时,中心出现不规则强化,而周边出现不规则环状未强化区,这种表现类似"靶征"。不同的是,中心肿瘤实质区不规则,不呈圆形。

肿瘤多发者可在神经周围簇状分布,或沿神经形成串珠样改变。另外,由于神经源性肿瘤起源于神经,在其两端可见增粗的神经与其相连。后者在压脂 T2WI 呈高信号,增强扫描时出现中度强化,这种位于肿瘤两端且增粗的神经称为"鼠尾征"。

(三)鉴别诊断

(1)神经鞘瘤与神经纤维瘤:单凭 MRI 表现很难鉴别。如果发生于大的神经,可根据病变与神经的关系进行鉴别。神经鞘瘤在神经的一侧偏心生长,而神经纤维瘤与正常神经混杂在一块生长,无法分割。

（2）良性神经源性肿瘤与恶性神经源性肿瘤的鉴别:恶性神经鞘瘤体积更大（>5 cm）,血供更丰富,强化更明显,中心坏死更明显,边界不清,可侵犯邻近骨质,生长迅速。

（3）恶性神经源性肿瘤与其他恶性肿瘤的鉴别主要根据肿瘤与神经的位置关系鉴别。

四、血管瘤和血管畸形

血管瘤和血管畸形是软组织常见的良性血管疾病,占软组织良性占位病变的7%左右。两者发病机制不清。

(一)临床表现与病理特征

实际上在儿童时期病变已存在。临床表现可为局限性疼痛或压痛,体检见暗青色软组织肿块,触之柔软如绵状,压之可褪色和缩小。大体病理组织见色灰红、质韧,有小叶状突起,表面光滑,境界清楚,无包膜,切面呈实质状,压迫后不退缩。光镜下可见增殖期血管内皮细胞肥大,不同程度的增生,在增生活跃处血管腔不明显,在增生不活跃处可以看到小的血管腔。它们被纤细的纤维组织分隔,形成小叶状结构。

(二)MRI 表现

局部血管畸形或血管瘤一般位于比较表浅的部位。但也可累及深部结构,如骨骼肌肉系统,深部血管瘤通常位于肌肉内。病灶可单发或多发,呈结节状或弥漫性生长,绝大多数无包膜。在 T2WI,血管瘤呈葡萄状高信号,这是由于海绵状或囊状血管间隙含静止的血液;间隙内也可出现液-液平面;内部可见斑点状或网状低信号,代表纤维组织、快流速的血流或局灶性钙化;血栓区可呈环状低信号,类似静脉石。在 T1WI,血管瘤呈中等信号,有些血管瘤周边可见高信号,代表病变内脂肪(图 5-8)。

在增强扫描时,血管畸形表现为强弱不等的不均匀强化;血管瘤则强化明显,呈被线状低信号分隔的分块状、片状强化。

(三)鉴别诊断

1.脂肪瘤

血管瘤或血管畸形中可存在脂肪组织,因此需与脂肪瘤鉴别。脂肪瘤形态多规则,圆形或卵圆形,有包膜,在 T1WI、T2WI 均呈边界清晰的高信号,其内可有分隔,增强扫描无强化;压脂像呈低信号,与皮下脂肪同步变化。血管瘤形态多不规则或弥漫生长,无明确分界,脂肪组织弥散分布于病变内。

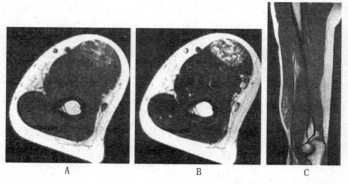

图 5-8　上肢血管瘤

A.右肘关节横断面 T1WI,皮下软组织内可见中等信号病灶,其内混杂
脂肪高信号;B.右肘关节横断面 T2WI,病灶呈不均匀高信号;C.右肘关
节冠状面增强扫描 T1WI,病灶呈不均匀中等程度强化

2.血管脂肪瘤

好发于青少年,位于皮下,大部分多发,体积比较小,有包膜,边界清晰,内含脂肪组织及小的毛细血管。因此,MRI 信号不均匀,呈短 T1、长 T2 信号,内含中等 T1、长 T2 信号结构,代表血管成分,这些区域在压脂 MR 图像呈高信号。

参 考 文 献

[1] 韩岩冰,聂存伟,李成龙,等.实用医学影像技术与诊疗应用[M].合肥:中国科学技术大学出版社,2021.

[2] 李怀波,崔峥,于璟,等.实用医学影像检查与常见疾病影像诊断[M].西安:西安交通大学出版社,2022.

[3] 霍学军,杨俊彦,付强,等.医学影像诊断与放射技术[M].青岛:中国海洋大学出版社,2021.

[4] 郑继慧,王丹,王嵩.临床常见疾病影像学诊断[M].北京:中国纺织出版社,2021.

[5] 王文荣.医学影像技术与诊断精粹[M].济南:山东大学出版社,2022.

[6] 吴二丰,王星伟.胸部常见疾病影像诊断思路[M].北京:科学技术文献出版社,2021.

[7] 丁元欣.实用医学影像技术临床应用[M].北京:中国纺织出版社,2022.

[8] 李超.实用医学影像诊断精要[M].哈尔滨:黑龙江科学技术出版社,2021.

[9] 刘鹏.当代医学影像技术[M].长春:吉林科学技术出版社,2019.

[10] 贾晋卫.临床医学影像诊断与应用[M].哈尔滨:黑龙江科学技术出版社,2021.

[11] 李艳,贾立伟,许凤娥,等.医学影像基础与临床[M].哈尔滨:黑龙江科学技术出版社,2022.

[12] 周兆欣.实用影像学鉴别与诊断[M].开封:河南大学出版社,2019.

[13] 郭广春.现代临床医学影像诊断[M].开封:河南大学出版社,2021.

[14] 霍启祥.新编临床医学影像诊断[M].青岛:中国海洋大学出版社,2019.

[15] 白秋云.医学影像技术与临床诊断[M].北京:科学技术文献出版社,2019.

[16] 王悍.泌尿外科影像学[M].郑州:河南科学技术出版社,2021.

［17］山君来.临床 CT、MRI 影像诊断［M］.北京:科学技术文献出版社,2019.

［18］于广会,肖成明.医学影像诊断学［M］.北京:中国医药科技出版社,2020.

［19］梁靖.新编临床疾病影像诊断学［M］.汕头:汕头大学出版社,2019.

［20］裴红霞,王星伟,杨泽权.医学影像检查技术及应用［M］.北京:中国纺织出版社,2022.

［21］吕仁杰.现代影像诊断实践［M］.北京:中国纺织出版社,2022.

［22］陈晶.CTMR 特殊影像检查技术及其应用［M］.北京:人民卫生出版社,2020.

［23］姜凤举.实用医学影像检查与临床诊断［M］.长春:吉林科学技术出版社,2019.

［24］曹阳.医学影像检查技术［M］.北京:中国医药科技出版社,2020.

［25］舒大翔.实用医学影像技术与临床［M］.北京:科学技术文献出版社,2019.

［26］黄浩.医学影像技术与诊断应用［M］.长春:吉林科学技术出版社,2019.

［27］汪联辉,宋春元,吴江.分子影像与精准诊断［M］.上海:上海交通大学出版社,2020.

［28］卞磊.临床医学影像学［M］.北京:中国大百科全书出版社,2020.

［29］贾文霄,王云玲,邢艳.医学影像疑难病例解析［M］.北京:科学出版社,2022.

［30］沈娟.影像解剖与临床应用［M］.长春:吉林大学出版社,2021.

［31］赵卫,李俊,何波.乳腺数字 X 线断层融合影像诊断图谱［M］.昆明:云南科技出版社,2021.

［32］翟红.新编医学影像学［M］.济南:山东大学出版社,2021.

［33］褚华鲁.现代常见疾病影像诊断技术［M］.西安:陕西科学技术出版社,2020.

［34］马飞虹.现代医学影像学诊断精要［M］.北京:中国纺织出版社,2022.

［35］郑娜.实用临床医学影像诊断［M］.青岛:中国海洋大学出版社,2020.

［36］高长青,赵国生,陈文,等.MR 对膝关节骨性关节炎软骨损伤的诊断价值［J］.现代医用影像学,2022,31(7):1207-1209.

［37］刘颖,董苑,陈诚.数字乳腺断层 X 线摄影与超声光散射断层成像诊断早期乳腺癌的对比研究［J］.中国医学影像学杂志,2022,30(6):570-574.

［38］张凯,洪慧敏,刘忠祥.螺旋 CT 双相扫描在肺气肿诊断与功能评价中的价值探讨［J］.影像研究与医学应用,2022,6(14):56-58.

［39］韩秋丽,毛勤香,刘铁军,等.肺及纵隔原发性上皮样血管内皮瘤的 CT 表现与病理对照分析［J］.医学影像学杂志,2022,32(8):1288-1292.